T0219641

Perfektionismus überwinden

Nils Spitzer

Perfektionismus überwinden

Müßiggang statt Selbstoptimierung

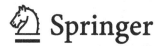 Springer

Nils Spitzer
Gladbeck
Deutschland

ISBN 978-3-662-53185-3   ISBN 978-3-662-53186-0   (eBook)
DOI 10.1007/978-3-662-53186-0

Die Deutsche Nationalbibliothek verzeichnet diese Publikation in der Deutschen Nationalbibliografie;
detaillierte bibliografische Daten sind im Internet über http://dnb.d-nb.de abrufbar.

Umschlaggestaltung: deblik Berlin
Fotonachweis Umschlag: © hbrh / Fotolia.com
Illustratorin: Claudia Styrsky, München

Gedruckt auf säurefreiem und chlorfrei gebleichtem Papier

Springer ist Teil von Springer Nature
Die eingetragene Gesellschaft ist Springer-Verlag GmbH Deutschland
Die Anschrift der Gesellschaft ist: Heidelberger Platz 3, 14197 Berlin, Germany

Vorwort

Mal ehrlich: Würden Sie gern perfekt sein? Vielleicht ja nicht immer und überall, aber doch ein bisschen … in dem einen oder anderen Lebensbereich? Sich zufrieden zurücklehnen, im Bewusstsein, dass der letzte Urlaub wirklich perfekt war? Oder die berufliche Präsentation optimal? Die Bewunderung anderer dafür ernten, den Wochenendausflug wirklich perfekt organisiert, den Handtuchhalter im Bad wirklich perfekt angebracht zu haben? Würde Sie das nicht freuen?

Sie zögern? Dann teilen Sie möglicherweise mit vielen Menschen eine erstaunliche Widersprüchlichkeit bezüglich des Wunsches nach Perfektion. Von sich derart viel zu erwarten und es dann zu erreichen ist einerseits ausgesprochen reizvoll – schließlich: von nichts kommt nichts – aber klingt es nicht auch ein wenig arrogant? Und kann es überhaupt gut gehen, solchen hohen Ansprüchen nachzujagen?

Perfektionismus bezeichnet ein solches Streben nach sehr hohen Ansprüchen, nach Vollkommenheit und Makellosigkeit. Als *Perfektionisten* gelten Menschen, die extrem hohe Maßstäbe an Handlungen oder Entscheidungen anlegen: Sie müssen auf eine bestmögliche, ja vollkommene, auf jeden Fall fehlerfreie Weise ausgeführt beziehungsweise gefällt werden. Gewöhnlich richten sich diese *perfektionistischen Ansprüche* dabei auf die eigenen Tätigkeiten, aber manchmal werden diese ehrgeizigen Ansprüche auch an Mitmenschen angelegt: die Arbeitskollegen, die Freunde, die Familie, die Nachbarn, nicht selten alle Welt. Perfektionisten sehen das Leben vorwiegend aus der Perspektive der Leistung und wollen das Beste – und vielleicht auch das Letzte – aus sich herausholen.

Aber ist ein solcher Perfektionismus denn nun gut oder schlecht? Erstrebenswert oder belastend und veränderungsbedürftig? Oft scheint er etwas Gutes und Schlechtes zugleich zu sein. Und wer ihn eingesteht, gibt sich dabei vorsichtig– nach Perfektion streben, ja, aber nie ohne eine kleine Relativierung: Eine Künstlerin nennt ihre Fotoserie über die Körper von Müttern *„Perfect Imperfections“*, ein Autofirma wirbt mit dem Slogan *„Entwickelt für Perfektionisten. Perfekt für jeden“* und ein Fußballtrainer gesteht gern seine ewige Suche nach der perfekten Aufstellung ein, aber nicht ohne sofort nachzureichen, dass er sehr wohl weiß, dass es diese nie geben wird. Es klingt gerade beim Perfektionismus so, als müsse man ständig auf der Hut sein, dass eine an sich positive Eigenschaft nicht in etwas Belastendes oder Negatives ausartet: Ich bin Perfektionist, du bist pedantisch, er ist ein Kontrollfreak. Perfektionismus weckt Misstrauen: Ist er nicht vielleicht selbst schon, wenn auch nichts Negatives, so doch ein Zuviel des Guten?

Zuerst scheinen *ehrgeizige Ansprüche und hohe Maßstäbe*, ein *Streben nach Exzellenz* etwas Attraktives und Erwünschtes zu sein – besonders in einer aktuellen Kultur, die nicht umsonst auch als *Optimierungsgesellschaft* bezeichnet wird. Mehr oder weniger eingestanden wollen alle Menschen der Gegenwart gern perfekt sein. Und dies Ideal der Perfektion bleibt nicht auf die eigene Leistung im Beruflichen oder Privaten beschränkt. Man muss nur den Fernseher anschalten, am besten die Nachmittagsprogramme mit ihren Ratgeber- und Lifestyle-Formaten: Handeln sie nicht alle davon, wie Menschen mehr aus sich machen können? Aus ihrer Leistung, ihrem Körper, ihrer Wohnung, ihrem Essen, ihren Partnerschaften? Die Faszination einer Optimierung und Perfektionierung der eigenen Person und des eigenen Lebens ist ungebrochen. *Perfektionismus* ist allein deshalb schon von Interesse, weil man ihm wirklich überall begegnen kann. Und auch ein Ratgeber wie dieser gehört dazu: In gewisser Weise halten Sie ein Instrument in der Hand, um den eigenen Perfektionismus zu perfektionieren.

Es existieren aber viele *Formen des Perfektionismus,* die nicht allein vorteilhaft für ihre Protagonisten sind und ihnen dabei helfen, sich und die eigene Leistung sinnvoll zu verbessern: Gerade wenn zu den ehrgeizigen Maßstäben eine hartnäckige Weigerung tritt, egal unter welchen Umständen, einen niedrigeren Maßstab für eine Aufgabe zu akzeptieren, und das Verfehlen der eigenen Ambitionen zu einer umfassenden Selbstabwertung führt – dann kann Perfektionismus schnell zu einer großen Belastung werden: In der Psychologie wird in diesen Fällen zunehmend von einem *klinischem Perfektionismus* gesprochen.

Ein solcher klinischer Perfektionismus ist eng mit körperlicher und psychischer Überlastung, quälendem Aufschiebeverhalten, heftigen negativen Emotionen wie Angst, Scham oder Niedergeschlagenheit und einem erhöhten Stresserleben bis zum Burnout verbunden. Außerdem hat eine kaum noch überschaubare Anzahl von wissenschaftlichen Studien inzwischen einen engen Zusammenhang zwischen ihm und einer Reihe psychischer Krankheiten nachgewiesen – besonders gilt dies für Depressionen und Angststörungen, Zwänge und Essstörungen: Ein Perfektionist mit einer Zwangsstörung kann sich z. B. erst von seinen Kontrollen losreißen, wenn er sie wirklich makellos und bestimmt fehlerfrei ausgeführt hat. Eine andere Person mit sozialen Ängsten nimmt wie selbstverständlich an, dass ihr Umfeld von ihr ein optimales, völlig fehlerfreies Auftreten erwartet – und sie sonst womöglich verachten und auslachen wird. Eine magersüchtige junge Frau strebt nach einem perfekten Schlankheitsideal und zerfleischt sich selbst und ihre scheinbare Disziplinlosigkeit, wenn sie es nicht erreicht. Ein schon mehrfach als Querulant angeeckter Mann kann wieder einmal nicht begreifen, warum diese Welt derart angefüllt ist mit rücksichtslosen Egoisten, Temposündern und Faulenzern – wo es doch so einfach wäre, all dies mit ein bisschen Anstrengung und Aufmerksamkeit besser zu machen.

Perfektionismus kann also zu einem gravierenden Problem werden. Dieser Ratgeber informiert über den neuesten Stand der psychologischen Forschung zum *Perfektionismus* und besonders zum *klinischen Perfektionismus*: Was versteht man in der Psychologie heute darunter? Welche unterschiedlichen Formen gibt es? Wie hängen diese mit körperlichen und seelischen Belastungen bis hin zu psychischen Krankheiten zusammen? Er bietet vor allem ein *detailliertes Selbsthilfeprogramm,* um sich mit den belastenden Aspekten eines klinischen Perfektionismus auseinanderzusetzen: Wie gestalte ich starre perfektionistische Maßstäbe und Ansprüche flexibler, ohne gleich jeden Ehrgeiz aufzugeben? Wie mache ich den eigenen Selbstwert unabhängiger vom Erreichen der eigenen perfektionistischen Ansprüche? Das Buch will also zuerst ein Wegweiser sein – von einem *verbissenen Perfektionismus,* bei dem der ganze eigene Selbstwert an das Erfüllen der eigenen hohen Ansprüche geknüpft ist, zu einem ausgeglichenen und *flexiblen Perfektionismus.*

Wagemutige Perfektionisten werden sich aber nicht scheuen, auch die Rolle ehrgeiziger, extrem hoher Maßstäbe und Ansprüche an sich infrage zu stellen: Denn welches Bild gibt selbst der *flexible Perfektionist* eigentlich ab? Es ist das Bild eines angestrengten Menschen, der versucht, das Beste für sich und aus sich herauszuholen. Sein Leitziel ist der größtmögliche Erfolg, vielleicht noch eine exzellente Leistung. Für andere wichtige Lebensziele – gesund bleiben, lange leben, glücklich sein, eine bekömmliche Beziehung zur Welt haben, Zeit zum Genießen – lernt er, so erfolgreich er ist, wohl höchstens zufällig und nebenher etwas Brauchbares durch seinen

Perfektionismus kennen. Aus *dem Blickwinkel eines guten Lebens* steht der flexible Perfektionist vielleicht nicht ganz so strahlend da wie aus der Perspektive der Produktivität.

Aber wie sich von den eigenen ehrgeizigen Ansprüchen und hohen Maßstäben distanzieren, wo es schon schwer ist, sich eine andere ansprechende Lebensweise nur zu denken? Der Ratgeber versucht solche *perfektionsfreien Lebensweisen* über ein paar mit lockerer Hand ausgewählte *Gegenbilder des Perfektionismus* wieder denkbar zu machen: Der Faulenzer und die Zeitverschwenderin, der Dilettant und die Gelassene, der Laue und die Müßiggängerin. In konkreten – und hoffentlich auch unterhaltsamen – Übungen, faul oder gelassen zu sein, sich dilettantisch oder müßiggängerisch zu verhalten, können ihren ehrgeizigen Ansprüchen überdrüssige Perfektionisten Erfahrungen darin sammeln, wie es ist, die Dinge auf ganze andere Weisen anzugehen. Ist diese Selbstverständlichkeit, dass man immer nach dem Optimalen streben sollte, wenn auch flexibel, nicht vielleicht nur eine fixe Idee? Und so bietet der Ratgeber nicht nur Überlegungen und Übungen dazu an, den eigenen *klinischen Perfektionismus* in einen *flexiblen Perfektionismus* zu verwandeln, sondern auch Möglichkeiten, sich vom eigenen Perfektionismus noch grundsätzlicher zu verabschieden, wenn gewünscht – er ist eine Einladung, wirklich perfektionsfrei zu leben.

Das Buch richtet sich an *Perfektionisten jeder Couleur,* die ihre eigene Neigung zu ehrgeizigen Ansprüchen und Maßstäben noch etwas besser auskundschaften wollen, um deren belastende Aspekte zu verändern. Und an wagemutige Perfektionisten, die nicht davor zurückschrecken, auch den Nutzen hoher Maßstäbe überhaupt infrage zu stellen. Es lohnt sich aber auch für Psychotherapeuten und Berater, die sich einen Überblick über Perfektionismus verschaffen wollen. Und es bietet mit den etwas zugespitzt formulierten anderen Lebensweisen des Faulenzers, der Gelassenen, des Dilettanten oder der Müßiggängerin konkrete Wege an, es einmal – vorübergehend oder ganz dauerhaft – völlig anders zu versuchen. Es ist daher hoffentlich als eigenständige Lektüre ebenso mit Gewinn zu lesen wie als Begleitlektüre für eine Psychotherapie, in der Perfektionismus eine bedeutende Rolle spielt. In vielen Kapiteln finden sich *kurze Skizzen von typischem perfektionistischem Verhalten,* um die einzelnen Aspekte von Perfektionismus anschaulicher zu machen, und *konkrete Übungsaufgaben* für eine lebensnahe Auseinandersetzung mit den jeweiligen Inhalten, die helfen sollen, das Vermittelte einmal im eigenen Leben auszuprobieren.

Mein herzlicher Dank geht an Monika Radecki und Hiltrud Wilbertz vom Springer Verlag und meine Lektorin Barbara Buchter für ihre unermüdliche und kenntnisreiche Unterstützung, an Claudia Styrsky für ihre wunderbar anschaulichen Zeichnungen und natürlich an meine Patienten, die es mir überhaupt erst möglich gemacht haben, in ein Phänomen wie Perfektionismus detailliert Einblick zu gewinnen. Besonders bin ich Sigrun Würfel dankbar, nicht nur für die klugen Unterhaltungen, in denen sich manche Aspekte des Buchs erst klar herauskristallisiert haben.

Nils Spitzer
Essen, Sommer 2016

Der Autor

Nils Spitzer, Dipl. Psych, M. A. (Soz. & NDL) ist Psychologischer Psychotherapeut (kognitive Verhaltenstherapie) in freier Praxis, Dozent, Autor zahlreicher Artikel und Mitherausgeber der Zeitschrift für Rational-Emotive & Kognitive Verhaltenstherapie. Neben Psychologie hat er Soziologie und Literaturwissenschaft studiert.

Nils Spitzer
Gartenstr. 2
45968 Gladbeck
www.psychotherapeutische-praxis-nils-spitzer.de

Inhaltsverzeichnis

Was ist das eigentlich – Perfektionismus?

© Springer-Verlag GmbH Deutschland 2017
N. Spitzer, *Perfektionismus überwinden*,
DOI 10.1007/978-3-662-53186-0_1

Herr Q., Angestellter einer Bank, will verreisen. Endlich … und am liebsten in die Normandie. Aber natürlich will er dort in der knappen Woche, die ihm zur Verfügung steht, nicht bloß Spazierengehen, sondern kulturell auch etwas mitnehmen … nein, vielmehr alles ausschöpfen, was es dort zu sehen gibt. Besonders der historische Bezug zum Zweiten Weltkrieg interessiert ihn, die Landung der Alliierten. Abends informiert er sich gründlich via Internet, wo überall Museen oder Geschichtspfade dazu eingerichtet sind … und schließlich hat er neun kleine Städte ausgemacht, die sich kulturell auf dieses Thema eingestellt haben. Neun für die sechs Tage … das wird verzwickt. Bis tief in die Nacht spielt er alle denkbaren Möglichkeiten durch, wie er diese neun Orte in seinen sechs Urlaubstagen unterbringen kann … nein, einfach einen auslassen, das könnte er niemals: Wenn schon, dann richtig. Eigentlich hat er schon ziemlich früh eingestanden, ganz leise, mehr im Hinterkopf, dass das so alles nicht geht, aber seltsam … gegen jede Vernunft kennt seine Gründlichkeit und sein Ehrgeiz keine Gnade. Mal wieder. Erschöpft entschließt er sich nach einer langen Nacht des Überlegens, lieber gar nicht in den Urlaub zu fahren … und ist tief enttäuscht von sich selbst: Natürlich weiß sein gut geölter Verstand, dass er sicher kein kompletter Versager ist, nur weil er einen Urlaub nicht hat planen und verwirklichen können … aber leider fühlt es sich tief drinnen trotzdem genauso an: Nicht einmal das kriegt er hin.

Entscheidungsschwierigkeiten

Und hätte nicht unverhofft ein Verwandter angerufen, der in der Nähe der Alpen lebt, und ihn spontan eingeladen, vielleicht wäre Herrn Q. nach der Enttäuschung gar nicht mehr verreist. Erleichterung durchflutet ihn – leider etwas voreilig, denn gleich fängt er wieder an zu überlegen: Wie sollte er eigentlich am besten dorthin reisen: Fliegen? Hm, aber wie ist das mit der Ökobilanz? Doch mit der Bahn, trotz der langen Dauer? Oder lieber mit dem Wagen? Was davon ist das wirklich Beste, wenn man restlos alle wichtigen Faktoren in Rechnung stellt? Da muss man doch gründlich überlegen … es wird wieder eine lange Nacht werden für Herrn Q.

Das Phänomen Perfektionismus

Perfektionismus ist aktuell ein ausgesprochen populäres Thema, nicht nur weil es dem Handeln und Entscheiden derart gründlich im Weg stehen kann wie bei Herrn Q. in einer so handlungsorientierten und entscheidungsfreudigen Welt wie unserer. Vor allem in Lebensbereichen, in denen es um Leistung geht, beschäftigt man sich mit dem *Phänomen Perfektionismus*. Dabei wird es auf eine interessante Weise ambivalent eingeschätzt. Als etwas Gutes wie Schlechtes, eher ein Zuviel des Guten als etwas wirklich Negatives, ein erstaunlich gern eingestandenes Laster, z. B. von Fußballtrainern: „Ich bin auf der ewigen Suche nach der perfekten Aufstellung und dem perfekten Spiel, wohlwissend, dass es das nie geben wird." Muss man so ein freiwilliges und dazu noch öffentliches Eingeständnis, einer Sache entgegenzueifern, die es gar nicht gibt, nicht erst einmal überraschend finden?

Beleuchtungswechsel beim Perfektionismus

Über viele Jahrzehnte hinweg war die Meinung über den *Perfektionismus* in der Psychologie im Großen und Ganzen viel eindeutiger und kritischer – er war etwas Fragwürdiges und Belastendes. Schließlich konnte es doch nicht normal sein, sich derart hohe und ehrgeizige Maßstäbe zu setzen: Da musste doch etwas Verborgenes dahinterstecken – vielleicht ein tief sitzendes Minderwertigkeitsgefühl oder noch etwas anderes Dunkles, das durch eine besondere Leistungsorientierung im Verborgenen gehalten werden sollte. Noch vor gut zwanzig Jahren konnte man daher einen Ratgeber zum Perfektionismus ausgesprochen kritisch beginnen, aber heute? Spätestens seit dem 1990er Jahren ist die Lage komplizierter geworden: Es gilt gar nicht mehr als ehrenrührig und verdächtig, überall das Optimale aus sich herausholen zu wollen und sich nicht mehr mit dem Normalen zufriedenzugeben. Die Begeisterung für Selbstverbesserung und Exzellenzstreben ist nicht nur bei Fußballtrainern angekommen.

Die Tendenz in Psychologie und Zeitgeist geht also dahin, unter Perfektionismus erst einmal etwas Neutrales, Unschuldiges zu verstehen – ausgeprägt ehrgeizig zu sein, nach Exzellenz zu streben, ist heute eine Neigung wie andere auch und wird nicht mehr mit etwas tief sitzend Belastendem in Verbindung gebracht. Sachlich gesehen bedeutet Perfektionsstreben nicht mehr, als man schon in Wörterbüchern darüber findet: Perfektion leitet sich vom lat. *perfectus* ab, was das Abgeschlossene und damit Vollendete bezeichnet. *Perfektion* bedeutete ursprünglich einen zeitlich abgeschlossenen Vorgang, so wie die Zeitform *Perfekt*, z. B. den Abschluss eines Rechtsgeschäfts im Sinne des Zustandekommens („Peeerfekt!", rufen die Geschäftspartner und schlagen ein). Perfekt war also etwas, das endgültig abgemacht war, an dem nichts mehr verbessert werden konnte. Aus diesem nicht mehr zu Verbessernden, weil Abgemachten entwickelte sich später die gegenwärtige Bedeutung von Perfektion als dem Vollkommenen (Kluge 2002). Daran lehnt sich die aktuelle Definition von Perfektionismus an.

> **Perfektionismus**
>
> 1. Perfektionismus ist das Streben nach Vollkommenheit.
> 2. Er ist die innere Überzeugung, dass es (a) für vieles eine vollkommene, perfekte Lösung gibt, und (b), dass es möglich und (c) dringend erstrebenswert ist, eine Sache (d) auch perfekt (= fehlerlos) zu machen.

Es geht also beim Perfektionismus im Kern um das *Streben nach dem Maximalen* und Makellosen, danach, die Dinge immer noch besser zu machen als bisher. Oft verstehen *Perfektionisten* darunter auch ein Bemühen um Fehlerlosigkeit. Nach Perfektion zu Streben ist dabei erst einmal nicht mehr als eine persönliche Neigung, eine Art Lebensstil. Manche Menschen streben nach Exzellenz, dem Perfekten oder Optimalen – kaum anders als andere den Lebensschwerpunkt auf Sicherheit oder Gesundheit, Anerkennung oder Hilfsbereitschaft, Genuss oder Selbstverwirklichung legen. Manche Perfektionisten streben danach nur in wenigen Lebensbereichen, andere machen daraus einen umfassenden *Way of Life*.

Definition Perfektionismus

Der Streben nach dem Maximalen

Der Lebensstil von
Perfektionisten

Aber wie sieht eigentlich der Lebensstil solcher Perfektionisten konkret aus? Es ist als hätten Perfektionisten für ihre besonders wichtigen Lebensbereiche ein athletisches Motto ausgerufen: höher, schneller, weiter – und möglichst fehlerlos. Die eigenen *Handlungen* werden in diesen Lebensbereichen wie selbstverständlich als *Leistungen* verstanden: Und sie müssen den höchsten anspruchsvollsten Maßstäben genügen. Perfektionisten haben sozusagen einen einfachen Anspruch: nur das Beste. Sie sind dabei meistens nicht nur *erfolgsorientiert*, darauf aus, ihre hohen Maßstäbe zu erfüllen, sondern parallel ebenfalls oft *aktivitätsorientiert* – sie sind oft „Workaholics", die ausgesprochen beflissen und ständig in Bewegung sind (Sturman et al. 2009). Ja, das klingt anstrengend und vielversprechend zugleich: Strebe nach den Sternen, aber sei glücklich, wenn du dabei den Mond erreichst, so eine amerikanische Redewendung. Möglicherweise tragen sehr ehrgeizige Ansprüche dazu bei, auch viel im Leben zu erreichen.

1.1   Wenn das Streben nach dem Maximum zum Problem wird – klinischer Perfektionismus

Klinischer Perfektionismus

Aber auch in Zeiten eines eher entspannten Blicks auf die ehrgeizige Jagd nach hohen Maßstäben und Ansprüchen gibt es eine besondere Variante des Perfektionismus, die die von ihr Heimgesuchten stark belasten kann: Nicht alle Perfektionisten sind eben mit dem Erreichen des Mondes zufrieden, wo sie doch zu den Sternen wollten. Diese Perfektionisten streben verbissen weiter nach ehrgeizigen Zielen und nehmen ihr Verfehlen absolut nicht sportlich. Bei einem solchen *belastenden Perfektionismus* kommt zu den sehr ehrgeizigen Maßstäben, dem Streben nach Vollkommenheit, noch etwas Weiteres hinzu: gewöhnlich ein starres Verlangen nach deren Erfüllung und eine ausgeprägte Selbstabwertung, wenn sie trotz alles Verlangens und aller Anstrengung ausbleibt. Erst dann sprechen Psychologen aktuell von einem *klinischen Perfektionismus* (Egan et al. 2014; Spitzer 2016) – oder manchmal synonym auch von pathologischem, negativem, belastendem oder dysfunktionalem Perfektionismus.

Definition Klinischer
Perfektionismus

Klinischer Perfektionist darf sich jemand nennen, der einfach nicht lockerlassen kann, seinen extrem hohen Ansprüchen nachzujagen, egal welche Folgen drohen, und der vom Erfolg den Wert seiner ganzen Person abhängig macht: Erfüllt er die Ansprüche, steht er als Held da, scheitert er an ihnen, als kompletter Versager … ein risikoreicher Entwurf. Klinische Perfektionisten akzeptieren also für sich hartnäckig keinesfalls weniger als vollkommen, fehlerfrei zu sein, und verfehlen sie ihre hohen Ambitionen, dann werten sie sich komplett ab, ja beschimpfen sich manchmal regelrecht – sie scheinen mit ihrem ehrgeizigen Anspruch ihre ganze eigene Person aufs Spiel gesetzt zu haben. Perfektionismus dieser Couleur ist eng mit einem ausgeprägten Konkurrenzdenken verwandt, einem Vergleich mit den Besten: Durch den inneren Anspruch, immer an erster Stelle stehen zu wollen, oft verbunden mit dem Empfinden, sich schon als Zweite minderwertig zu fühlen, sehen sich klinische Perfektionisten immer in einem inneren Wettkampf mit anderen Menschen und peitschen sich vorwärts: Besser werden! Noch besser werden!

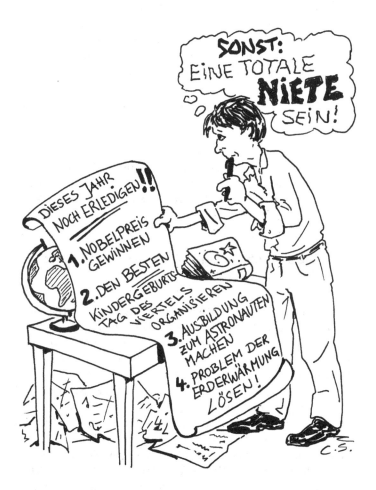

Zwei zusätzliche Ingredienzien charakterisieren also einen *Klinischen Perfektionismus* und unterscheiden ihn von einem normalen Exzellenzstreben: eine sehr ausgeprägte Rigidität der hohen Maßstäbe und die übergroße Abhängigkeit des Selbstwerts von ihrem Erreichen (Shafran et al. 2002).

> **Klinische Perfektionisten**
>
> *Klinische Perfektionisten* sind Menschen mit folgenden drei Eigenschaften:
> 1. *Extrem hohe Maßstäbe*: Es sind sehr ehrgeizige Ansprüche, die von Außenstehenden häufig als übertrieben oder unnötig angesehen werden.
> 2. *Starre beim Verfolgen der Maßstäbe*: Selbst bei erkennbar negativen Folgen kann von diesen Maßstäben nicht abgelassen werden. Sie werden als so fordernd und zwingend erlebt, dass sie trotz hoher Kosten weiterverfolgt werden.
> 3. *Erfolgsabhängiger Selbstwert*: Der Wert der kompletten eigenen Person, die ganze Selbstachtung, wird größtenteils an der Fähigkeit, diese Maßstäbe zu erfüllen, am Erfolg, gemessen.

Klinischer Perfektionismus entspricht der inneren Überzeugung, dass es (a) für alles eine perfekte Lösung gibt, und (b), dass es möglich und (c) *absolut zwingend* ist, eine Sache (d) perfekt (= fehlerfrei) zu machen. Und beinhaltet (e) zudem die Überzeugung, dass schon kleine Fehler bedeuten, ein totaler Versager zu sein.

1.1.1 Die sehr ehrgeizigen Maßstäbe von klinischen Perfektionisten

Extrem hohe Maßstäbe

Gut ist nicht gut genug! Hol' das Maximale aus dir heraus! Die hohen Ambitionen oder Maßstäbe bündeln sich im Bemühen, möglichst immer und fehlerfrei Höchstleistung zu erbringen. Nur: Woran erkennt ein klinischer Perfektionist eigentlich das Maximum, das es zu erreichen gilt? Wie legt er es fest?

Hohe Ideale, Fehlerlosigkeit, Vergleich mit den Besten

Hier gibt es mehrere Wege: Es kann sich beim Maßstab zuerst einmal um ein *abstraktes Ideal* handeln, z. B. die völlig staubfreie Wohnung, bei der alles, aber auch wirklich alles am richtigen Platz ist. Es sind also oft eher selbstverständliche und daher unausgesprochene Vorstellungen des Vollkommenen, die hier wirksam werden. Eine andere Vorstellung des Perfekten ist die schon erwähnte *Fehlerlosigkeit*: Perfektionisten sehen Fehlerlosigkeit als durchaus erreichbar an – und selbst kleinste Fehler signalisieren ihnen, dass eine Aufgabe noch nicht wirklich erledigt ist … also lieber die E-Mail noch ein zwölftes Mal durchsehen, ob sich nicht doch noch irgendwo ein Rechtschreibfehler oder ein verquerer Satzbau eingeschlichen hat. Eine letzte Möglichkeit, sehr hohe Ansprüche für sich zu formulieren, ist der *Vergleich mit den Besten*: Selbst wenn die Ausgangs- oder die Ausbildungsbedingungen der Personen, mit der man sich vergleicht, viel günstiger waren als die eigenen, also gar keine Chancengleichheit besteht, werden trotzdem diese Besten zum Maßstab für die eigene Leistung gemacht.

Frau U. hat Probleme mit ihrer Wohnung. Nie ist sie wirklich so wie sie sein sollte. Sie spricht manchmal von ihrer *Kekswelt* wegen ihrem Ideal, Leben und Wohnung wie eine dieser niedlichen verzierten Keksdosen aus Blech herzurichten: Was soll denn ihr Besuch denken, wenn sie selbst das nicht hinkriegt in ihrem Leben (bloß nicht dran denken). Täglich putzen und staubsaugen, dann kann ja gar nichts schiefgehen. Frau U. orientiert sich bei ihren ehrgeizigen Ansprüchen an der Fehlerlosigkeit. Sie erwischt sich immer wieder bei Annahmen wie: „Wenn man sich nur richtig auf die kleinen Details von Situationen konzentriert, senkt man die Wahrscheinlichkeit von Fehlern auf null". Bloß keine Fehler machen, das ist eines ihrer Mantras. Herr B. dagegen kann Fehler im Beruf zwar auch nicht ausstehen – bei anderen, aber vor allem bei sich selbst –, erträgt sie aber doch als ein letztlich unvermeidbares Übel. Bei ihm gehen die sehr hohen Ansprüche einen anderen Weg, nämlich den des Vergleichs mit Personen, die Bestleistungen vollbringen. In seiner Firma will er Englisch sprechen wie andere Angestellte, deren Schulenglisch schon viel weiter reicht, und die zudem schon viel länger in diesem internationalen Unternehmen beschäftigt sind – insgeheim erwartet er von sich ein Englisch wie ein Muttersprachler.

Sich sehr viel vorzunehmen, die ehrgeizigen Maßstäbe – sie sind ein Stück *neutraler Perfektionismus* im *klinischen Perfektionismus*: Schließlich werden hohe Ambitionen und ehrgeizige Ziele in der gegenwärtigen Zeit als erstrebens- und wünschenswert angesehen, versteht eine Person sie nur mit lockerer Hand zu handhaben. Nicht umsonst wird hohen Idealen oft nachgesagt, dass sie eine positive Persönlichkeitsentwicklung überhaupt erst möglich machen, besonders in einer Gesellschaft, die manchmal – und wohl ganz zu Recht – als *Optimierungsgesellschaft* bezeichnet wird. Es ist eine Gesellschaft, die ihre Mitglieder dazu anregt, nach dem perfekten Auto, der vollkommenen Figur, der idealen Schule für die Kinder oder dem abenteuerlichsten Urlaub zu suchen. In ihr reicht es eben nicht mehr, sich einfach ausreichend wohlzufühlen mit Normalität und Durchschnitt – es darf immer ein bisschen mehr sein: „Ein erfülltes Leben sollte voll Freude sein, man sollte sich wohl fühlen in seiner Haut. Man sollte in einer Stimmung sein, als könnte man die ganze Welt umarmen, und man sollte sich so stark fühlen, als könnte man Bäume ausreißen" (Duttweiler 2007, S. 107).

Wie sieht es bei Ihnen mit hohen Maßstäbe und ehrgeizigen Ansprüchen aus? Neigen Sie zu sehr ausgeprägten Ambitionen, zumindest in manchen Lebensbereichen? Denken Sie doch einen Moment anhand der folgenden Fragen über sich selbst nach, um einen ersten Eindruck von diesem Aspekt des Perfektionismus zu gewinnen:

1

Bestandsaufnahme des eigenen Perfektionismus 1

1. Sagen oder denken Sie öfters, dass es für vieles optimale, perfekte Lösungen gibt? Oder kommen Ihnen die Frage nach dem Optimalen gar nicht groß in den Sinn?
2. Gibt es Lebensbereiche, z. B. den beruflichen, in denen Sie öfters ideale Vorstellungen davon haben, wie etwas ausgehen oder durchgeführt werden müsste? Oder orientieren Sie sich eher an dem Üblichen oder Normalen in diesem Bereich?
3. Kommt es vor, dass andere Menschen, Freunde oder Kollegen, Ihre Ansprüche (kopfschüttelnd) als unnötig, unerreichbar oder übertrieben bewerten?
4. Sind Sie öfters schon über kleine Fehler frustriert und versuchen Sie, Fehler mit großem Aufwand zu vermeiden? Oder machen Ihnen kleine Abweichungen kaum etwas aus?
5. Vergleichen Sie ihre Leistungen in manchen Lebensbereichen schnell mit den Besten oder Erfolgreichsten (ohne sich länger zu fragen, ob hier auch die Voraussetzungen vergleichbar sind)? Oder neigen Sie kaum zu Vergleichen?

1.1.2 Was muss, das muss – das starre Verfolgen der ehrgeizigen Maßstäbe

Starre Maßstäbe

Für den *Klinischen Perfektionismus* gilt: Die Ansprüche mögen vielleicht unrealistisch hoch sein, aber erst das Perfekte *absolut* von sich *zu fordern*, lässt ihn in etwas Belastendes umschlagen. Nach innen hört sich das oft wie eine imperative, tyrannische Stimme an, nach außen beinhaltet dieses starre Fordern eine Prise Wunschdenken: Es ist eine Art heutiges Märchen aus einer Zeit, als das „wirkliche Wollen" noch geholfen hat. So finden sich immer wieder Stellen, z. B. in Management-Ratgebern, die diesen Ton anschlagen: Wenn Sie wirklich wollen, dass es klappt, dann muss es Ihr bewusstes Ziel sein, dass es klappt … Hoffen und Wünschen allein reicht nicht, man kann es nur schaffen, wenn man wirklich will. Es ist, als wollten Perfektionisten den Erfolg gedanklich einfach herbeizwingen … es *muss* eben einfach … aber trauriger weise beeinflusst das Beibehalten einer starren Überzeugung allein noch längst nicht die Wirklichkeit. *Klinische Perfektionisten* laufen also vor allem starren Forderungen hinterher: Es wäre für sie nicht nur ganz angenehm und ein schöner Wunsch, hier und da fehlerlos zu sein, sondern es ist für sie auf eine stark verpflichtende, ja imperative Weise zwingend.

Modern Times: Herr G. sitzt wie jeden Tag am Fließband in der Produktionshalle der Fabrik. Durch seine Genauigkeit ist er über die Jahrzehnte seiner Anstellung aufgestiegen, Fehlerlosigkeit ist möglich, so seine Maxime, und seit einiger Zeit ist ihm die Verantwortung für die

Endabnahme der gefertigten Bauteile zugewiesen. Aber wie kann er sich sicher sein, dass die Teile wirklich makellos sind, in der kurzen und immer gleichen Zeit, in der sie auf dem Fließband gnadenlos an ihm vorbeiziehen? Er braucht einfach viel länger, um sich wirklich ihrer Fehlerlosigkeit zu vergewissern, muss sie in die Hand nehmen, gründlich unter die Lupe nehmen … aber für diese Gründlichkeit, die sein Maßstab ist, gibt ihm das Tempo des Bandes keine Zeit. Ihm ist natürlich bewusst, dass ihm ein bestimmtes Tempo für seine Arbeit vorgegeben wird, aber trotzdem kann er einfach nicht in Kauf nehmen, dass damit eine gewisse Unvollkommenheit der Kontrolle hingenommen wird. Unmöglich! Das geht doch nicht! Er *muss* sich einfach klarer werden. Und so ist die Arbeitszeit inzwischen eine wirkliche Qual geworden, immer wieder gerät er in Verzug, prüft einfach zu lange, hat sich schon mehrfach vor seinem Vorgesetzten rechtfertigen müssen und sich schließlich bereits mehrfach krankgemeldet, als er nicht mehr ein noch aus wusste.

Dieses starre, unbedingte Verfolgen hoher Ansprüche wird individuell oft gedanklich als Vorliegen von *Should-Statements* (Shafran et al. 2010), Sollte-Aussagen, erlebt: *Man muss sich an die Maßstäbe halten, unter welchen Umständen auch immer:* „*Ich hätte es wirklich besser wissen müssen*" oder „*Ich hätte es früher bemerken müssen*", geht es dem klinischen Perfektionisten häufig vorwurfsvoll durch den Kopf, wenn seine Maßstäbe unerfüllt bleiben. Aber dahinter verbirgt sich mehr als nur eine unbiegsame Steifheit der Maßstäbe und Ansprüche, vielmehr zeigt sich darin eine bestimmte Art der Beziehung zu sich selbst. Mit dieser zweiten Facette des klinischen Perfektionismus betritt man die Welt *tyrannischer Selbstbeziehungen*: Der klinische Perfektionist *fordert* von sich selbst perfekte Leistungen. Solche inneren Forderungen nehmen ihm in gewisser Weise seine Freiheit. Manchmal könnte man darauf kommen, dass diese tyrannische Selbstbeziehung etwas besonders Deutsches an sich hat, wie es etwa der Schriftsteller Franz Hessel (2012, S. 25) schon in den 1920er Jahren beobachtet hat: „Hierzulande muß man müssen, sonst darf man nicht".

Und Sie, wie sieht es bei Ihnen mit der Starre oder Biegsamkeit perfektionistischer Maßstäbe aus?

Sollte-Aussagen

Bestandsaufnahme des eigenen Perfektionismus 2

1. Hören Sie öfters in sich eine imperative Stimme tönen, dass eine Leistung perfekt erbracht werden *muss*, ein Ergebnis genauso optimal ausfallen *muss*, Fehler einfach *nicht passieren dürfen*? Oder wäre ein Verfehlen des Optimalen bloß schade, das Optimale müsste aber gar nicht sein?
2. Können Sie öfters nicht von ehrgeizigen Maßstäben oder Ambitionen lassen, auch wenn Sie die Nachteile (an Zeit, Anstrengung oder dem Verpassen anderer Aufgaben), die sich

daraus ergeben, danach zu streben, bereits klar vor Augen haben?

3. Fällt es Ihnen leicht oder eher schwer, von einem einmal angezielten Maßstab abzulassen, wenn sich zeigt, dass dies besser wäre?

4. Verfolgen Sie Ihre hohen Ansprüche auch noch weiter, wenn Sie sich selbst schon heimlich eingestanden haben, dass die Wahrscheinlichkeit, den Maßstab zu erfüllen, wirklich nicht sehr groß ist?

1.1.3 Perfektionistische Maßstäbe – in welchen Lebensbereichen?

Domänen des Perfektionismus

Wie weit ragt der Perfektionismus mit seinen hohen und starren Maßstäben nun gewöhnlich in das Leben eines Perfektionisten? Manchmal, wenn ein klinischer Perfektionismus zum kompletten Lebensstil eines Menschen geworden ist, also quasi alle wichtigen Lebensbereiche bestimmt, spricht man auch von einem *generalisierten Perfektionismus,* um ihn von einem mehr *situativen Perfektionismus,* der sich auf eine einzelne oder zumindest wenige Domänen beschränkt, zu unterscheiden (Flett u. Hewitt 2002) – besonders belastend und anstrengend ist Perfektionismus natürlich, wenn er sich zu so einem kompletten Lebensstil entwickelt hat. In Umfragen geben Perfektionisten an, dass vor allem ihre berufliche, schulische oder akademische Arbeit betroffen ist. Die Hälfte der Befragten nennt außerdem die sozialen Beziehungen, die Hausarbeit und das Putzen, während nur bei einigen das Erziehen, die Freizeitaktivitäten und die eigene Erscheinung betroffen sind. In einer neuen Studie wird auch die Körperhygiene häufig genannt (Stoeber u. Stoeber 2009).

Mentaler und Selbstverwirklichungsperfektionismus

Grundsätzlich scheint wohl jeder Lebensbereich einem Perfektionsstreben offen zu stehen, solange er sich in Begriffen von Leistung und Erfolg beschreiben lässt: Besonders leicht geht dies in Beruf oder Ausbildung, Sport oder etwa dem Spielen von Musikinstrumenten. Aber auch die äußere Erscheinung oder jede Art von Hobbys sind nicht immun gegen ein Streben nach optimaler Ausgestaltung. Und auch das eigene Innenleben bleibt nicht davon verschont, das Maximum herauszuholen: Schließlich kann man von sich selbst immer fordern, sich besser zu erinnern, klarer zu denken, intensiver zu fühlen – ein *mentaler Perfektionismus* ist zumindest denkbar. Und auch nach Anregungen zu einem *Selbstverwirklichungsperfektionismus* braucht man in der Werbung nicht lange zu suchen: Ein bekannter Kleinwagen wird z. B. in über einhundert Ausführungen angeboten, verbunden mit der werbenden Aufforderung, beim Kauf genau die eine Ausstattung auszuwählen, die dem eigenen Selbst perfekt entspricht.

Welche Lebensbereiche sind bei Ihnen von hohen und starren Maßstäben durchdrungen? Gehen Sie kurz in sich und mustern Sie Ihre wichtigsten Domänen einmal daraufhin.

> **Bestandsaufnahme des eigenen Perfektionismus 3**
> 1. In welchen Lebensbereichen finden sich bei Ihnen hohe und starre Maßstäbe?
> 2. Welche sind dagegen frei von solchen Maßstäben?
> 3. Welche konkreten Aufgaben und Tätigkeitsbereiche unterliegen innerhalb dieser Lebensbereiche hohen und starren Maßstäben? Welche nicht?

1.1.4 Erfolgsabhängiger Selbstwert bei klinischem Perfektionismus

Die Frage nach der Achtung des Menschen ist eine wirklich schwierige Fragestellung – was ist ein wertvoller Mensch? Nachdenkliche Menschen werden angesichts dieser Frage sicherlich länger zögern und nach einer differenzierten Antwort suchen. Im Alltag sind die meisten Menschen aber doch ziemlich schnell mit einem Urteil zur Hand – vor allem über sich selbst. Je nachdem, wie es gerade mit dem Erfolg, der Anerkennung oder vielleicht der eigenen Sympathie, Moral oder auch nur der Erscheinung oder dem Humor aussieht, fühlt man sich irgendwie klein oder grandios.

Von einem *bedingten* oder *kontingenten Selbstwert* spricht man, wenn die ganze globale Beurteilung der eigenen Person von solchen einzelnen Bedingungen abhängig gemacht wird – z. B. vom Erreichen der eigenen Ziele oder der Anerkennung durch andere Menschen. Der bedingte Selbstwert ist eine beurteilende Sicht auf die eigene Person (André u. Lelord 2010): Menschen sehen sich als Helden oder Versager, als erfolgreiche oder unfähige Menschen, je nachdem, ob sie ihre eigenen Ambitionen erreicht haben oder durch andere Anerkennung erfahren. Der kontingente Selbstwert ist immer eine fragwürdige Verallgemeinerung. Schon der Philosoph Georg Wilhelm Friedrich Hegel hatte zu Beginn des 19. Jahrhunderts diese Neigung des Menschen beobachtet – und drastisch illustriert: Das Publikum schreit wenn jemand auf dem Marktplatz hingerichtet werden soll „Mörder!" – der ganze komplexe Mensch ist für es in dem Moment nichts weiter als das. Das Urteil über einen Menschen wird aber oft schon in viel harmloseren Situationen über einzelne Eigenschaften gefällt: Eine Verkäuferin verkauft ein faules Ei, und wie schnell rastet beim Käufer die globale Beurteilung ein: „Nicht nur ein verfaultes Ei, sondern der ganze Korb samt seiner Verkäuferin ist eine faule Existenz" (Hegel 1986, S. 577). Wie schnell ein solches globales Urteil über eine ganze Person, meist die eigene, gefällt ist, lässt sich ebenso am Werbeslogan für ein bekanntes Erfrischungsbonbon ablesen: Ist es zu stark, bist du zu schwach.

Kontingenter Selbstwert

Chloé S., 14 Jahre alt, war enttäuscht … ach was, bis an die Grenze der Selbstzerfleischung frustriert von sich selbst. Das ganze Jahr hatte sie wie noch nie trainiert, um bei den deutschen Jugendmeisterschaften im Schwimmen vorn zu liegen. Richtig vorn: Dreimal unter die ersten drei – das hatte sie sich insgeheim versprochen. Es musste einfach so kommen, bei dem ganzen Aufwand. Und dann? Nur diese beiden vierten Plätze. Gut, sie hatte schon gesehen, dass einige in ihrem Jahrgang einen großen körperlichen Entwicklungssprung gemacht hatten. Da konnte sie einfach nicht mit. Aber ach … das sind doch alles nur Ausreden! Sie hatte alles gegeben und es eben einfach nicht geschafft – da brauchte sie sich nichts vorzumachen. Sie war einfach nicht gut genug, eine Null. Das mit dem Schwimmen konnte sie am besten ab jetzt knicken … bringt ja nichts mehr.

Erfolgsabhängiger Selbstwert

Gerade *klinische Perfektionisten* betreiben bezüglich des *kontingenten Selbstwerts* eine besonders riskante Monokultur: Sie machen ihren Selbstwert größtenteils allein vom Erfolg in den Lebensbereichen abhängig, in denen ihre perfektionistischen Maßstäbe gelten – sie reduzieren den bedingten Selbstwert noch auf einen *erfolgsabhängigen Selbstwert*. Nicht Anerkennung, Moral oder Humor – allein der Erfolg in den perfektionistischen Lebensbereichen bildet die Basis der Selbstbewertung. Im Strom ihrer Gedanken finden sich häufig Überzeugungen wie „Einen Fehler machen ist fast genauso schlimm, wie komplett zu versagen" oder „Ich muss fehlerlos sein – erst dann bin ich o.k.". Man bleibt hinter den eigenen Maßstäben zurück – und taugt sofort komplett nichts mehr, „als Sohn, Bruder, Ehemann, Vater, Freund, Bekannter, Kollege, Kinogänger, Theaterfreund, Tennisspieler, Austernesser" (Lazarus 1979, S. 79). Und dieser erfolgsabhängige Selbstwert bleibt bei klinischen Perfektionisten nicht ohne gravierende Folgen: Studien konnten inzwischen zeigen, dass ein allein erfolgsabhängiger Selbstwert zwischen Perfektionismus und Depression vermittelt. Nicht die ehrgeizigen und starren Maßstäbe allein waren hier Ursache der Depression – sie wurden es erst durch ihre enge Verbindung mit dem Konzept eines erfolgsabhängigen Selbstwerts (Flett u. Hewitt 2004).

Mit den Fragen in der „Bestandsaufnahme des eigenen Perfektionismus 4" können Sie prüfen, wie es um ihren *kontingenten Selbstwert* bestellt ist: Neigen Sie zu einem *erfolgsabhängigen Selbstwert?*

Bestandsaufnahme des eigenen Perfektionismus 4

1. Wie fragil oder stabil ist Ihr Selbstwert insgesamt – schwanken Sie oft zwischen beiden Polen positiver oder negativer Selbstbewertung? Oder sind es seltene Ereignisse?

2. Neigen Sie dazu, sich abzuwerten, wenn Sie Ihre Maßstäbe einmal nicht erfüllen? Zieht es Sie sehr runter? Fühlen Sie sich insgesamt unfähig und wertlos, wie ein Taugenichts, ein Versager? Oder ärgern Sie sich allein über die Sache selbst?

3. Und wie ist es, wenn etwas gelingt und Sie ihre Ansprüche erfüllen? Freuen Sie sich allein über die Sache selbst – oder durchströmt Sie ein Empfinden allgemeiner Größe und Kompetenz?

1.2 Die Dynamik des klinischen Perfektionismus – wie hohe starre Maßstäbe und erfolgsabhängiger Selbstwert ineinandergreifen

Wie greifen nun die drei Elemente des *klinischen Perfektionismus,* hohe und starr verfolgte Ambitionen und ein erfolgsabhängiger Selbstwert, im Alltag von Perfektionisten ineinander? Es lohnt sich, dazu drei unterschiedliche Situationskonstellationen im Auge zu behalten:

1. Vor und während des Versuchs, den perfektionistischen Maßstäben gerecht zu werden
2. Nach einem Misserfolg
3. Nach einem Erfolg

Dynamik des klinischen Perfektionismus

Stellen Sie sich eine konkrete Aufgabe vor, die perfekt absolviert werden *muss* – vielleicht einen Schwimmwettbewerb gewinnen, einen Handtuchhalter im Bad perfekt anbringen, einen Kindergeburtstag grandios durchführen oder einen Urlaub optimal vorbereiten.

1.2.1 Auf dem Weg, die Maßstäbe zu erfüllen

Steht die Aufgabe direkt bevor oder beschäftigt ein Perfektionist sich gerade mit ihr, dann setzen die eigenen hohen und starren Maßstäbe ihn innerlich unter größeren Druck … aber nicht unbedingt sofort. Der amerikanische Philosoph John Perry, bekennender Perfektionist, erzählt, wie es bei ihm vor sich ging, als er einmal ein Gutachten darüber abgeben sollte, ob ein eingereichtes Manuskript publizierbar ist: „Sofort treibt meine Fantasie wilde Blüten. Ich stelle mir vor, wie ich das wunderbarste Gutachten der Welt schreibe. Ich stelle mir vor, wie ich das Manuskript irrsinnig gründlich durchackere und einen Kommentar dazu verfasse, mit dessen Hilfe die Autorin großartige Verbesserungen an ihrem Text vornehmen kann" (Perry 2012, S. 31). Es sind anfangs scheinbar unschuldige und verführerische erste perfektionistische Gedanken eigener Grandiosität, die zuerst zu einem wilden Aktionismus führten. Aber nur zu schnell schlagen sie in Aufschiebeverhalten um, weil gerade der fantasierte perfekte Aufwand einfach gar nicht zu leisten ist: Schließlich legten die eigenen hohen Maßstäbe Perry nahe, dass er nun wirklich alles sehr sorgfältig lesen muss – und das würde viele Stunden beanspruchen. Sein Prokrastinieren zog sich hin, bis die mit dem Verlag abgesprochene Zeit langsam knapp wurde und hier schlugen seine perfektionistischen Gedanken endgültig ins Negative um: „Ich male mir aus, wie sie [die Verlagsangestellte] zum Verlagsmeeting geht, mit leeren Händen, obwohl sie eine Stellungnahme zum Manuskript versprochen hat. ‚Tut mir leid', sagt sie zum Verleger, ‚ich habe mich auf diesen Typen in Stanford verlassen, aber er hat mich hängen lassen'" (ebd., S. 35f.). Ein schöner Schlamassel: Nach einem kurzen Moment der Grandiosität, in denen sich Perfektionisten

Vor und während einer perfektionistischen Aufgabe

vorstellen, wie es sein muss, die eigenen hohen Maßstäbe erfüllt zu haben, folgt eine lange Phase, in der dieselben Maßstäbe ihnen eine Mischung von Anstrengung, Aufschieben und Sorgen, den eigenen Maßstäben nicht gerecht werden zu können, bereiten.

Unter den ehrgeizigen Ansprüchen verwandeln sich zudem schnell alle Alltagsaufgaben in brisante Prüfungen für *klinische Perfektionisten* – sie unterziehen sich einer dauernden Qualitätskontrolle: Denn um einen Erfolg oder ein Scheitern sicher erkennen zu können, müssen sie den Ausgang ihrer Handlungen beständig detailliert begutachten, ein kurzer, oberflächlicher *Scan* reicht dazu nicht aus. Ihr ganzes Leben verkommt schnell zu einer Abfolge von Tests oder Examen.

1.2.2 Nach dem Verfehlen der eigenen Maßstäbe

Misserfolge und Perfektionismus

Perfektionisten prüfen sich also selbst sehr kritisch – und dabei gibt es häufig nur zwei Testergebnisse: Erfolg oder Scheitern. Jedes Verfehlen der hohen Maßstäbe, egal wie nah man ihm gekommen sein mag, wird häufig unterschiedslos als Versagen bewertet. Klinische Perfektionisten kennen häufig nur schwarz oder weiß, daher sprechen Psychologen auch manchmal vom *dichotomen Denken* bei Perfektionismus (Egan et al. 2014): „Ich bin wirklich ein Versager, eine Niete, ich habe in dem Test nur 92 von 100 Punkten erreicht." Dank dieser kritischen Selbstbewertung erleben sich Perfektionisten nur selten so, als hätten sie ihre hohen Maßstäbe wirklich komplett erfüllt – sie sind im Gegenteil häufig unzufrieden mit dem Erreichten: Es war ein *Misserfolg*.

Selbstbeurteilende Gefühle

In der Folge schlägt die anfängliche Angst und Anspannung um in eine andere Form quälender Emotionen – *selbstbeurteilende Gefühle*. Peinlichkeit tritt auf, wenn etwas nicht ganz so Wichtiges schiefgeht, Scham und Schuld, wenn große Sachen danebengehen, und die Ursache entweder bei der eigenen Handlung (Schuld) oder aber der ganzen eigenen Person gesehen werden (Scham) – der Abgrund zwischen Sein und Sollen innerhalb der eigenen Person tut sich plötzlich vor dem Perfektionisten auf. Durch die enge Verbindung zum *erfolgsabhängigen Selbstwert* gelten Perfektionisten als besonders vertraut mit dem Gefühl der Scham (Tangney 2002): Schon ein einziger Misserfolg beweist dem Perfektionisten scheinbar, dass er doch nicht der leistungsfähige Mensch ist, wie es seinem Ideal entspricht. Ganz offensichtlich ist er sogar das genaue Gegenteil, ein Taugenichts, ein Versager. Und genau dieses blitzartige Aufspalten der eigenen Person in einen handelnden und einen beurteilenden Teil geschieht beim Gefühl der Scham.

Ziehen Perfektionisten wenigstens Konsequenzen aus wiederholten Misserfolgen und senken dann ihre Maßstäbe, weil sie einfach nicht erreichbar erscheinen? Ganz im Gegenteil: Misserfolge nehmen Perfektionisten schnell als Hinweis, sich noch mehr für die weiterhin hohen Maßstäbe anstrengen zu müssen, während sie ohne perfektionistische Ambitionen eher ein Signal für das Senken eigener Ansprüche sein sollten. Die hohen Ansprüche von Perfektionisten sind dagegen kaum durch Erfahrungen korrigierbar.

1.2.3 Beim Erreichen eigener Maßstäbe

Sind klinische Perfektionisten also zu ewiger Freudlosigkeit verdammt? So einseitig ist ihr Gefühlsleben nun auch nicht eingerichtet, aber zwei Aspekte schränken ein erfülltes positives Erleben doch deutlich ein: Zum einen wird nur das Erreichen von Perfektion und Fehlerlosigkeit von ihnen als *Erfolg* akzeptiert – entsprechend selten sind Erfolgserlebnisse und die damit verbundenen positiven Emotionen. Zudem weichen Freude, Stolz und Zufriedenheit bei ihnen schnell einer gewissen Enttäuschung – wäre nicht vielleicht noch mehr zu erreichen gewesen? Haben sie sich vielleicht zu wenig vorgenommen? Schließlich steigern klinische Perfektionisten bei Erfolg ihre schon sehr ehrgeizigen Maßstäbe auch noch weiter: Es kommt zu einer Neubewertung der bisherigen Ambitionen als zu niedrig, zu wenig fordernd und in der Folge werden neue, noch höhere Ansprüche formuliert (Kobori u. Tanno 2005).

Erfolge und Perfektionismus

Wenn Frau K. ihre Eltern besucht, dann vor allem, um etwas für sie zu tun, etwas zu backen, zu putzen oder auch irgendeinen Botengang zu erledigen. Sollte es sich einmal ergeben, dass alle Aufgaben selbst in ihrer überordentlichen Art und Weise vor dem Ende ihres Besuchs absolviert sind, dann ist sie nur kurz erleichtert oder zufrieden, beginnt sich aber schnell unruhig und unbehaglich zu fühlen. Sie empfindet sich nun als „unnütz" und sieht sich nach weiteren Aufgaben um. Hat sie vielleicht noch etwas übersehen? War sie bei einer Sache zu flüchtig? Sie kann doch schließlich nicht einfach nur dasitzen und den alten Leuten die Zeit stehlen. Selbst wenn die sich vielleicht insgeheim wünschen, endlich einmal wieder mit ihrer Tochter einfach nur Kaffee zu trinken und etwas zu plaudern. Aber jetzt weiß sie ja immerhin, dass sie sich beim nächsten Mal mehr vornehmen muss für die gleiche Länge an Besuchszeit. Immerhin.

Die Spirale der hohen starren Maßstäbe wird in diesem Strudel immer weiter angetrieben – bei Misserfolg werden sie nicht gesenkt, bei Erfolg dagegen erhöht: Man spricht von einem *circulus vitiosus*, einem Teufelskreis, manche Soziologen auch von dem *Matthäus-Effekt* nach einem Jesus-Wort im entsprechenden Evangelium: „Wer hat, dem wird gegeben werden … ". Diese Lebensweise von Perfektionisten wirkt nicht nur streng und mühsam, sondern hat etwas seltsam Widersprüchliches an sich: Einerseits wirkt sie mechanisch oder fast maschinell, eine beständige Abfolge von Input, Output, Ist-Soll-Abgleich und dem Neueinrichten eigener Maßstäbe. Auf der anderen Seite ist sie aber hoch emotional, fast heroisch: Während des täglichen Ringens um das Erfüllen der ehrgeizigen Maßstäbe herrscht gewöhnlich eine große Sorge, zu versagen, kombiniert mit einem energischen Ringen, die gesetzten Ansprüche zu erfüllen – ein dauernder Kampf (◼ Abb. 1.1).

Der perfektionistische Teufelskreis

Nun haben Sie einen ziemlich guten Eindruck davon gewonnen, was es heißt, im positiven wie negativen Sinn ein Perfektionist zu sein. Die wichtigsten Fragen zu Ihrem eigenen möglichen Perfektionismus haben Sie sich gestellt und beantwortet – bezüglich hoher und starrer

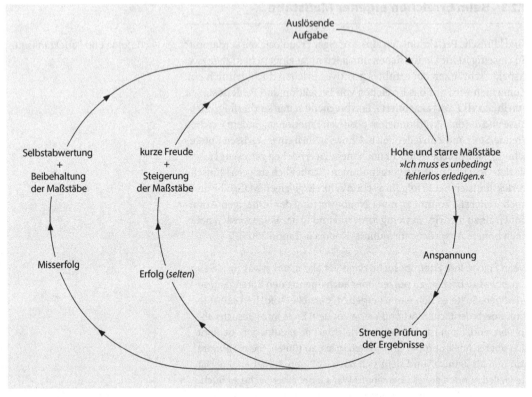

Auslösende
Aufgabe

Selbstabwertung
+
Beibehaltung
der Maßstäbe

kurze Freude
+
Steigerung
der Maßstäbe

Hohe und starre Maßstäbe
»*Ich muss es unbedingt
fehlerlos erledigen.*«

Misserfolg

Erfolg (*selten*)

Anspannung

Strenge Prüfung
der Ergebnisse

D **Abb. 1.1**   Der Teufelskreis des Perfektionismus

Maßstäbe, betroffener Lebensbereiche, einer möglichen Selbstabwertung. Ein paar letzte abschließende Aspekte zum perfektionistischen Teufelskreis oder der Dynamik des Perfektionismus sind noch eine Überlegung wert, um die *Bestandsaufnahme des eigenen Perfektionismus* fürs Erste abzuschließen.

Bestandsaufnahme des eigenen Perfektionismus 5
1. Neigen Sie dazu, die Ergebnisse ihrer Anstrengungen, die hohen Maßstäben zu erfüllen, akribisch zu prüfen und zu kontrollieren?
2. Neigen Sie dazu, nur eine fehlerlose Erfüllung bei diesen Prüfungen als Erfolg durchgehen zu lassen? Gibt es bei Ihnen nur „ganz oder gar nicht"?
3. Leiden Sie unter Ausbrüchen von Scham oder Schuldgefühlen nach einem Scheitern an den eigenen Maßstäben?
4. Können Sie sich auch nach einem Erfolg nur kurz freuen, werden dann misstrauisch, ob Sie sich nicht zu wenig

vorgenommen haben, und nehmen sich daraufhin vor, beim nächsten Mal die Maßstäbe höher zu setzen?

5. Weigern Sie sich, auch nach wiederholtem Misserfolg, ihre Ansprüche zu senken, und behalten Sie sie stattdessen auch für den nächsten Anlauf bei?

Literatur

André C, Lelord F (2010) Die Kunst der Selbstachtung. Aufbau, Berlin

Duttweiler S (2007) Sein Glück machen. Arbeit am Glück als neoliberale Regierungstechnologie. UVK, Konstanz

Egan SJ, Wade TD, Shafran R, Antony MM (2014) Cognitive-behavioral treatment of perfectionism. Guilford, New York

Flett GL, Hewitt PL (2002) (Eds) Perfectionism: theory, research, and treatment. APA, Washington, DC

Flett GL, Hewitt PL (2004) The cognitive and treatment aspects of perfectionism: Introduction to the special issue. Journal of Rational-Emotive & Cognitive-Behavioral Therapy 22: 233–240

Hegel GFW (1986) Werke 2. Jenaer Schriften 1801–1807. Suhrkamp, Frankfurt a.M.

Hessel F (2012) Spazierengehen in Berlin. Bloomsbury, Berlin

Kluge F (2002) Etymologisches Wörterbuch der deutschen Sprache. 24. Aufl. De Gruyter, Berlin

Kobori O, Tanno Y (2005) Self-oriented perfectionism and ist relationship to positive and negative affect: The mediation of positive and negative perfectionism cognitions. Cognitive Therapy and Research 29: 555–567

Lazarus AA (1979) Auf dem Weg zu einer ego-losen Existenz. In: Ellis A, Grieger R (Hrsg) Praxis der rational-emotiven Therapie. Urban & Schwarzenberg, München, S. 79–85

Perry J (2012) Einfach liegen lassen. Das kleine Buch vom effektiven Arbeiten durch gezieltes Nichtstun. Riemann, München

Shafran R, Cooper Z, Fairburn CG (2002) Clinical perfectionism: a cognitive behavioural analysis. Behaviour Research and Therapy 40: 773–791

Shafran R, Egan SJ, Wade TD (2010) Overcoming perfectionism. A self-help guide using cognitive behavioral techniques. Constable & Robinson, London

Spitzer N (2016) Perfektionismus und seine vielfältigen psychischen Folgen. Ein Leitfaden für Psychotherapie und Beratung. Springer, Berlin

Stoeber J, Stoeber FS (2009) Domains of perfectionism: Prevalence and relationships with perfectionism, gender, age, and life satisfaction. Personality and Individual Differences, 46: 530–535

Sturman ED, Flett GL, Hewitt PL, Rudolph SG (2009) Dimensions of perfectionism and self-worth contingencies in depression. Journal of Rational-Emotive & Cognitive-Behavioral Therapy, 27: 213–231

Tangney JP (2002) Perfectionism and the self-conscious emotions: shame, guilt, embarrassment, and pride. In: Flett GL, Hewitt PL (Hrsg) Perfectionism. Theory, research, and treatment. APA, Washington, S. 199–216

„Besser werden!" – Perfektionismus in einer Optimierungsgesellschaft

© Springer-Verlag GmbH Deutschland 2017
N. Spitzer, *Perfektionismus überwinden*,
DOI 10.1007/978-3-662-53186-0_2

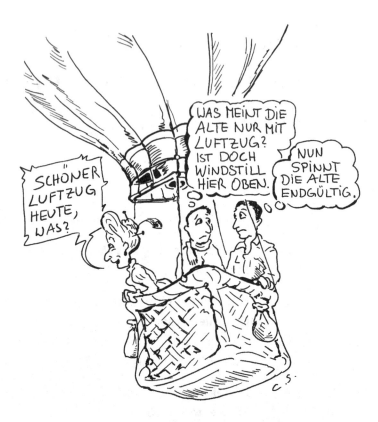

Perfektionierung als Volkssport

Menschen mit ihren scheinbar so individuellen Neigungen und Eigenschaften stehen immer in einem gesellschaftlichen Luftzug – das ist so selbstverständlich, dass wir es oft kaum merken: Die kulturelle Luft um uns scheint stillzustehen, weil wir in ihr treiben. Auch *Perfektionsstreben* gedeiht in der einen Kultur hervorragend und wird in einer anderen zum Problem. Besonders unsere gegenwärtige Gesellschaft, die oft auch als eine *Optimierungsgesellschaft* bezeichnet wird, unterhält ein ganz spezielles Verhältnis zum Perfektionismus: Ungefähr 117.000 Schönheitsoperationen wurden in Deutschland 2010 durchgeführt und etwa 7 Millionen Deutsche schwitzen gegenwärtig in Fitness-Studios, ungefähr 8,5 % der Bevölkerung. In USA nehmen derart viele Studenten zu den Prüfungen inzwischen leistungssteigernde Medikamente, dass manche Universitäten schon Dopingtests in Erwägung ziehen – wie kann gerade in der aktuellen Gesellschaft Selbstverbesserung zu einer Art Volkssport werden, Perfektionismus aber zum Problem?

2.1   Selbstverbesserung – die Natur des Menschen?

Selbstverbesserung als Wesen des Menschen

Menschen denken schnell einen nicht unerheblichen Höhenunterschied in sich hinein – zwischen denjenigen, die sie sind, und denjenigen, die sie sein könnten: Diese Kluft in sich zu überwinden, gilt vielen einflussreichen Philosophen als zentrale Aufgabe jedes Menschen. Im 18. Jahrhundert haben Aufklärer wie Jean-Jacques Rousseau in diesem *Streben nach Selbstverbesserung* sogar die Natur des Menschen gesehen, gewöhnlich im Vergleich mit anderen Lebewesen: „Es ist ausgemacht, daß die Affen gewiß keine besonderen Menschen sind, sowohl weil ihnen das Vermögen zu reden mangelt, als hauptsächlich, weil sie kein Vermögen besitzen, sich vollkommener zu machen, worin des Menschen Unterscheidungsmerkmal eigentlich besteht" (Koch 2012, S. 58). Heinrich Heine hat wenig später in seinem Gedicht *Unvollkommenheit* einen anderen Vergleich im Sinn, nur diesmal aus einem leicht spöttischen Blickwinkel:

>> Nichts ist vollkommen auf der Welt.
> Der Rose ist der Stachel beigesellt.
> Ich glaube gar, die lieben holden Engel
> Im Himmel droben sind nicht ohne Mängel.
> (Heine 1923, S. 153).

Beide, Rousseau und Heine, nehmen Bezug auf die gleiche Vorstellung von der Natur der Menschen: Irgendwo zwischen Affen und Engeln bekommen die Menschen ihren Platz angewiesen – zwischen Tieren, die in ihrer Unvollkommenheit verharren müssen, und himmlischen Wesen, die bereits vollkommen sind und sich die Mühen weiterer Verbesserungen daher sparen können. Allein der Mensch ist dagegen durch Sehnsucht und Fähigkeit gekennzeichnet, die eigene Unvollkommenheit zu überwinden: Er ist zwar kein *homo perfectus*, aber doch ein *homo perfectibilis* – bereit und in der Lage, mehr aus sich zu machen als das Gegebene. Jeder Mensch scheint also schon seiner Natur nach vor der Design-Aufgabe zu stehen, die vorgegebene Lebensform zu einer besseren Form umzubilden, sich zu optimieren oder zu perfektionieren (Spitzer 2016).

Zwischen Affen und Engeln

2.2 Die Optimierung des Menschen – ein Projekt der Moderne

Perfektionierung als Natur des Menschen? Viele Autoren der Gegenwart sehen das weniger pathetisch: Die Idee einer Selbstverbesserung des Menschen ist schließlich in der Kulturgeschichte erst relativ spät aufgetaucht. Erst in der Renaissance verstand man den Menschen als das nicht festgelegte Wesen, das sich selbst immer erst herstellen muss (Liessmann 2016). Und erst zu dieser Zeit geriet auch die Selbstverbesserung ins Programm des Menschen – der „Vorrang des ‚Seinsollens' gegenüber der antiken und mittelalterlichen Vorrangstellung des Seins" (Müller 2010, S. 73f.). Erst seit der Neuzeit kam also das Bild des relativ unbestimmten Menschen auf, der sich selbstformend über sich hinaus entwickeln kann und soll. Im christlich geprägten Mittelalter z. B. konnte davon noch keine Rede sein – der Mensch konnte und sollte noch bleiben, wie er war. Aber sogar die christliche Erbsündenlehre wurde später, während der

Selbstverbesserung als neuzeitliche Vorstellung

Aufklärung, in den Rahmen menschlicher Selbstverbesserung gerückt: Nur weil die Ahnen aus dem Paradies vertrieben wurden, so Immanuel Kant, konnten ihre Nachfahren sich in Richtung eines optimierenden Menschenideals entwickeln: „Das bürgerliche Dasein beginnt, wo die paradiesische Faulheit endet" (Sloterdijk 2014, S. 20).

Von der Verbesserung zur Selbstverbesserung

Und die meiste Zeit gingen die Menschen der Moderne mit der Verbesserung des Menschen relativ optimistisch zu Werke – und zunehmend wurde die Verantwortung für diese Umgestaltung nicht allein gesellschaftlichen Agenturen wie Schulen, Gefängnissen oder Psychotherapien aufgebürdet, sondern auch dem einzelnen Individuum selbst. Der Einzelne hatte sich gefälligst auch von sich aus um seine Optimierung zu bemühen. Er sollte nun über akribische Methoden der Selbstbeobachtung und Selbstgestaltung Herr im eigenen Haus werden … und es schön und produktiv einrichten. Selbstvervollkommnung des Menschen gilt erst seitdem als höchstes Gut und wird auch in der Gegenwart noch bis in psychotherapeutische Ratgeber hinein zur Parole, so etwa beim einflussreichen Psychologen Albert Ellis, dem Gründer der *Rational-Emotiven Verhaltenstherapie:* „that's what we keep shooting for: *improvement*" (Spitzer 2013, S. 272).

2.3   Und heute? Eine ganze Gesellschaft im Optimierungsfieber

Ein Pandämonium aktueller Selbstverbesserungen

Diese Menschen von heute … sie trainieren bis zum Umfallen, hungern sich halb zu Tode für die schlanke Linie, verwandeln sich mittels Psychopharmaka in energiegeladene und gut gelaunte Temperamentsbolzen, definieren ihre Aufmerksamkeit durch Meditation ähnlich präzise wie ihre Muskeln im Fitnesscenter, bohren sich metallischen Körperschmuck durch wirklich alle möglichen Körperstellen, lernen am Wochenende neue Formen der Sexualakrobatik, wenn sie nicht gerade ihre Chakren erweitern, bearbeiten ihre Falten mit Nervengift oder lassen sich chirurgisch in Form bringen, wenn die Yogakurse und das japanische Schwertfechten am Strand nicht mehr dazu ausreichen. Der *Kampf um Perfektion,* so viele Zeitdiagnostiker, hat seit dem letzten Drittel des 20. Jahrhunderts seinen vorläufigen Höhepunkt erreicht. Und er und seine Folgen sind internationale Phänomene: Irgendwie zwischen *Thigh-Gap,* der Lücke, die im Stehen zwischen den geschlossenen Oberschenkeln von Frauen entstehen sollte, und *Karoshi,* der japanischen Bezeichnung für einen Tod durch Überarbeitung. Die Bereitschaft, Hand an sich zu legen oder legen zu lassen, hat an Intensität und in der Breite deutlich zugenommen. Und es geht längst nicht mehr allein darum, die Leistungsfähigkeit zu optimieren – es geht auch um eine verbesserte Persönlichkeit, eine verbesserte Weiblichkeit, ein verbessertes Alter. Es scheint fast so, als seien die mühsam in der Moderne entstandenen Konventionen, was ein normaler Körper und normaler Geist sein könnte, im beginnenden 21. Jahrhundert noch einmal zur Disposition gestellt worden – zugunsten von *Hirndoping* und *Körpertuning.*

2.3 · Und heute? Eine ganze Gesellschaft im Optimierungsfieber

23   **2**

Perfektionierung und Optimierung sind jedenfalls die Parolen der Stunde. In der Optimierungsgesellschaft wird nicht nur erwartet, dass Weltklassesportler, -musiker oder -künstler jeden Tag viele Stunden hart trainieren und üben, um eine internationale Spitzenposition zu erreichen. Nein, alle Mitbürger unterliegen einer täglichen Anregung, an ihrer Optimierung zu arbeiten. Nicht umsonst hat sich der Sportler zu einem allgemeinen Vorbild entwickelt: Athletsein wird zu einer Metapher für das ganze Leben in einer Optimierungsgesellschaft – das ganze Leben als ein permanentes *Workout.* An jeder Ecke, in jeder Zeitschrift stößt man auf entsprechende Ausrufe: Lebenslanges Lernen! Exzellenzstreben! Im Internet finden sich Optimierungsangebote für wirklich, aber auch wirklich alle Gelegenheiten: Webseiten und die Schlafhaltung, Heizungen und die Mensch-Hund-Beziehung, das Gehalt und die Schweinehaltung, die Kreativität und die anderen Verdauungsvorgänge – keine Lebensäußerung, die nicht noch verbessert werden könnte. Man kann Optimierung sogar bereits trinken, als einen Softdrink namens ViB – „Vacation in a Bottle": Keine zeitraubenden Urlaube mehr, um zu regenerieren … mit einem Schluck hat sich die Regeneration und damit die folgende Produktivität bereits verbessert.

Noch ein paar Beispiele, um das Allumfassende der aktuellen Optimierungsgesellschaft, die manchmal auch als *Enhancement- oder Upgradekultur* (Spreen 2015) bezeichnet wird, anschaulich zu machen.

Neben altbewährten Methoden zum *Hirndoping,* dem Optimieren der mentalen Fähigkeiten, wie Gedächtnistraining oder der Einnahme von Vitaminen, Traubenzucker oder Koffein, sind inzwischen ganz neue, pharmakologische Methoden im Umlauf – vor allem relativ nebenwirkungsarme „smart drugs": Es gibt aktuell Befunde, dass die *Einnahme aufmerksamkeitssteigernder Medikamente* wie Ritalin unter Studenten zunimmt – an Universitäten in den USA verwenden angeblich bereits 25 % der Studenten solche Medikamente, vor allem in der Prüfungsvorbereitung (Müller 2010). Durch eine andere Gruppe von Medikamenten wird versucht, die Persönlichkeit des durchschnittlichen Menschen zu optimieren – der Einzelne wird dabei in einen Zustand der *Hyperthymie* versetzt, erhält eine energiegeladenere, optimistischere und selbstbewusstere Persönlichkeit. Der ursprünglich etwas überdrehte Zustand der Hyperthymie mit erhöhter Erregung und übermäßigem Selbstbewusstsein wird heute als normal und erstrebenswert, eben als optimal angesehen. Der Hyperthymiker entspricht in etwa dem antiken Temperament des Sanguinikers und ist gekennzeichnet durch eine Trias von hoher Energie, übermäßig hohem Selbstvertrauen und optimistischer Lebenseinstellung (Gutmüller 2012).

Auch beim *Körpertuning* muss man nicht gleich an Radikales wie *Botox-Partys* denken, bei denen wohlhabende Frauen Besuch von einem Arzt bekommen, der ihnen mittels des Nervengifts Botox Falten wegspritzt. Gewöhnlich sind die technischen Hilfsmittel alltäglicher: Beliebt ist aktuell eine umfassende *Vermessung des Selbst* mittels *Self-Trackern,* die wie Armbanduhren getragen werden oder über Apps auf dem Smartphone funktionieren. Techniker unterscheiden solche *Wearables*

Optimierung für alles und jeden

Enhancementkultur

smart drugs

Vermessung des Selbst

von *Insideables* wie Pillen die Daten aus dem Körperinneren senden, oder in die Haut intergierten Chips – man kann so eine Menge an Daten über den eigenen Körper zurückmelden, die durch körpereigene Sinnesorgane nicht zu gewinnen sind, detaillierte Aspekte der Bewegung oder der Nahrungsaufnahme, aber auch die Menge Zeit am PC, die produktiv verbracht worden ist, die Herzschlagrate oder sogar die eigene Stimmung. Durch ein Ampel- oder Smiley-Systemen bewertet, kann man nun daran gehen, diesen Aspekt seines Lebens zu optimieren.

Quantified Self

Insgesamt wird auch von der Bewegung des *Quantified Self* oder QS gesprochen. Diese Bewegung wurde 2007 in den USA gegründet und inzwischen gibt es weltweit mehr als hundert QS-Gruppen, seit 2012 auch in Deutschland (qsdeutschland.de). Vor allem die Gruppe der 25- bis 34-jährigen Gesundheitsbewussten benutzt solche Geräte zur Selbstvermessung, in den USA schon jeder zehnte. Ein letztes Beispiel einer solchen *verdateten Lebenspraxis* ist *Google Glass*: Es ist ein Display, das auf den Brillenrahmen montiert wird – ein Gerät, das sozusagen die gesehene Wirklichkeit laufend zusätzlich mit Informationen beschriftet (Spreen 2015).

Selbstarbeiter und Delegierer

Betrachtet man die konkreten Unternehmungen zur Optimierung etwas genauer, dann lassen sich dabei zwei Strategien der Selbstverbesserung unterscheiden: *Selbstarbeiter* schwören eher auf Trainingsverfahren wie Yoga, Gedächtnisübungen oder Fitnesscenter, während die *Delegierer* lieber auf äußere Eingriffe wie Medikamente und Chirurgie setzen. Die altbewährten Mittel zur Selbstverbesserung sind heute noch am häufigsten anzutreffen: Wenn Menschen sich selbst verbessern wollen, versuchen sie das immer noch vor allem durch die *Arbeit an sich selbst* – und zwar in den traditionellen Metiers von Diäten oder Fitness, Bodybuilding oder Sprachkursen im Ausland. Auch einen Ratgeber wie diesen zu lesen, gehört dazu: Er ist ebenfalls Gebrauchsliteratur zur privaten Selbstoptimierung. Man findet zwischen beiden Strategien auch einen Bildungsunterschied: Menschen mit geringerer Schulbildung greifen eher zu einer Zurichtung von außen, Personen mit höherer Schulbildung und höherem Einkommen optimieren sich eher über die Veränderung des Lebensstils, durch Sport und gesunde Ernährung.

Im Kern geht es aber bei beiden Strategien um dasselbe – den eigenen Geist und Körper zu optimieren, egal ob über inneres Training oder äußere Manipulation. Möglicherweise sind die Ängste bei den Selbstarbeitern sogar noch ausgeprägter: die Furcht davor, sich gehen- oder hängenzulassen, bequem und schlaff zu werden, zu wenig aus sich herauszuholen (Rosa 2016). Die Kultur mentaler und körperlicher Selbstformung scheint jedenfalls eines zu signalisieren: Nichts ist heute verwerflicher als einfach sorglos zu leben.

2.3.1 Genötigt und erschöpft – die Zumutungen einer Optimierungsgesellschaft

Aber was gibt es denn eigentlich an einer Gesellschaft auszusetzen, die ihre Bürger anhält, sich selbst zu verbessern, wenn auch vielleicht auf eine etwas übertriebene Weise? Sollte sie nicht sogar ihre Mitglieder

2.3 · Und heute? Eine ganze Gesellschaft im Optimierungsfieber

25

2

dazu anregen, sich selbst zu verbessern, wenn Optimierung doch zur Natur des Menschen gehört? Warum beobachten dann eigentlich immer mehr Zeitdiagnostiker trotzdem das aktuelle Optimierungsfieber mit kaum übersehbarem Unbehagen und dem bohrenden Eindruck, dass da irgendetwas kolossal schiefgeht?

Die häufigsten Antworten darauf weisen auf den Freiheitsverlust hin, der mit der Optimierung inzwischen einhergeht. Wir leben heute in einer Gesellschaft, in der Selbstverbesserung beinahe schon ein moralischer Imperativ geworden ist: In ihr verwirklicht sich zudem weniger die *Natur des Menschen*, sondern vielmehr die Angst, in der Konkurrenz mit den anderen zurückzubleiben: „Wer sich nicht optimiert, wer nicht dauernd an der Verbesserung seines Körpers und damit seines Selbst arbeitet (hart arbeitet), verdient keine Anerkennung" (Villa 2008, S. 12). Aus einer Anregung zur Selbstverbesserung, der man folgen kann oder auch nicht, je nach Laune oder Interesse, ist längst ein allgemeiner *Optimierungszwang* geworden, eine Art Nötigungsdruck, sich immer verbessern zu müssen, unter der beständigen Drohung, nicht hinter den anderen eifrigen Selbstoptimieren zurückbleiben zu dürfen:

„Ich muss nun wirklich arbeiten. Ich muss die Steuererklärung einreichen. Ich muss etwas für meine Fitness tun. Ich muss eine weitere Fremdsprache erlernen. Ich muss meine Hard- und Software aktualisieren. Ich muss die Nachrichten sehen" – die Liste erscheint endlos, und zuletzt „müssen wir wirklich etwas unternehmen, um uns zu entspannen, zu entschleunigen, ein wenig zu erholen", sonst drohen Herzinfarkt, Depression oder Burnout. „Das tägliche Leben ist zu einem Meer von Forderungen geworden, das uns überflutet, und es ist kein Land in Sicht" (Rosa 2013, S. 232).

Es wird wie selbstverständlich erwartet, dass jeder das Beste aus sich herausholt. Selbst noch scheinbar unschuldige Floskeln wie „Nur aus Fehlern wird man klug" oder die allgemeine Rede von einer *Fehlerkultur,* die unbedingt erworben werden muss, legen offen, wie sehr zumindest die westliche Kultur es ihren Mitgliedern dringend nahelegt, sich hier ins Zeug zu legen: Selbst Fehler sind nur erlaubt, wenn man aus ihnen lernt … demnächst vollkommener, perfekter zu handeln. Die *Kultur der Optimierung* hat sich derart verselbstständigt, dass nicht mehr die Veränderung und der Versuch einer Verbesserung der Begründung bedarf (die versteht sich nun von selbst), sondern begründet werden muss, warum eine Optimierung unterlassen wird (Lenk 2006). Man weiß schon fast selbst nicht mehr – ist es eine Emanzipation, von dem, was einem mitgegeben wurde, wenn man sich selbst verbessert, oder ist es eher eine Nötigung, nie müde zu werden, sich und die eigene Leistung zu perfektionieren: Mein Körper und mein Geist gehören mir, ich kann damit machen was ich will … warum damit also nicht das Beste wollen?

Aber der Freiheitsverlust bezüglich der Selbstverbesserung ist nur eine in einer ganzen Reihe von kritischen Fragen, die bezüglich der aktuellen Optimierungsgesellschaft von ihren Kritikern aufgeworfen werden: Überfordert das beständige Streben nach dem Optimalen nicht die Bürger und führt auf lange Sicht zu einer Burnout-Epidemie? Wird

Optimierungszwang

Eine Kultur der Optimierung

das eigene Sein, wenn man es immer schon aus dem Blickwinkel des Verbesserungswürdigen sieht, nicht ausschließlich als mangelbehaftet empfunden: So wie wir sind, sind wir einfach nie mehr gut genug, etwas Unfertiges, eine Baustelle? Erscheinen wir uns nicht nur noch als *das alte Schätzchen Mensch,* beschämend mangelhaft, aber immerhin doch irgendwie liebenswert, aus der Perspektive einer möglichen und nötigen Generalüberholung? Und kommt es nicht zu einem seltsamen „Unbehagen im Wohlstand" (Böhme 2016, S. 17): Jede Ausrüstung mit Gegenständen, jeder Urlaub, jede berufliche Leistung wird immer schon aus der Perspektive der Erweiterung gesehen – und dies schafft zwangsläufig den Eindruck eigenen Ungenügens oder der eigenen Suboptimalität. Kommt es in der *Enhancementkultur* nicht zudem zu einer einseitigen Überhöhung der kognitiven Fähigkeiten – und dabei zu einer Verminderung von anderen Aspekten der menschlichen Psyche wie emotionale Tiefe oder Kreativität? Und verändert das *Enhancement,* wenn es denn gelingt, nicht die Identität und Authentizität einer Person zu einer Art künstlichem Menschen „von der Stange" (Talbot u. Wolf 2006)? Die Diskussion um den Nutzen und den Preis einer Optimierungsgesellschaft für ihre Bürger ist, wie man sieht, aktuell in vollem Gange.

2.4   Perfektionismus und Optimierung – zwei ungleiche Schwestern

Optimieren vs. Perfektionieren

Eins macht aber doch in der ganzen Diskussion um die Optimierungsgesellschaft zusätzlich stutzig: Wie kann eigentlich *Perfektionismus* in einer solchen *Optimierungsgesellschaft* zu einem Problem werden? Sollte nicht gerade ein Perfektionist an das skizzierte gesellschaftliche Binnenklima besonders gut angepasst sein? Besteht zwischen beidem nicht geradezu eine Wahlverwandtschaft: eine Optimierungsgesellschaft als der ideale Brutkasten für Perfektionismus und der Perfektionist als das erwünschte Subjektideal für eine Optimierungsgesellschaft? Hieße nicht, Perfektionismus zu ändern, eine moderne Tugend reduzieren zu wollen (Spitzer 2011)? Wie passt gerade das zusammen: eine blühende Optimierungsgesellschaft und Perfektionismus als Problem in ihr?

Optimum und Maximum

Optimieren und Perfektionieren sind aber, sieht man genau hin, nicht dasselbe, auch wenn beide Begriffe häufig synonym gebraucht werden. Es gibt sogar einen einschneidenden Unterschied, der gerade das Perfektionieren zum Feind des Optimierens macht. *Optimierer,* wie die aktuelle Gesellschaft sie wünscht, muss man sich als *strebsame Realisten* vorstellen: Das Optimum wird häufig definiert als das beste erreichbare Resultat im Sinn eines Kompromisses zwischen ehrgeizigen Ansprüchen und den Umständen, unter denen dies geschieht. Es bleibt eben immer nur eine begrenzte Zeit, eine E-Mail auf Fehler zu korrigieren, einen Urlaub zu planen, und eine Tätigkeit muss immer noch abgestimmt werden mit den anderen, die auch noch zu erledigen sind. Die Ressourcen sind knapp. Das Optimieren kennt daher kein eigentlich ideales Ziel, es geht allein darum das Beste unter den gegebenen Umständen zu erreichen – um ein *Optimum*, nicht um ein *Maximum*.

Perfektionisten sind dagegen Idealisten, denen am Endprodukt gelegen ist – auf eine bedingungslose Weise muss dies erreicht werden, fast schon egal unter welchen Umständen. Sie sind sozusagen mehr am Produkt interessiert als an der Produktivität, während Optimierer eher in Begriffen von Leistung denken, wie sie in der Physik verstanden wird als „Arbeit pro Zeiteinheit". Ihnen geht es nicht um ein ideales Resultat, das Maximum, sondern um optimale Produktivität: Wie kann ich die Arbeit pro Zeiteinheit noch weiter steigern. Für die Optimierer mag ein Endprodukt gut sein, aber sie können immer weiter fragen, ob es sich nicht noch schneller herstellen ließe.

Die Optimierungsgesellschaft ist nun an diesem realistischen und schnellen Besten interessiert – *Fast Food, Speed Dating,* kurze *Power Naps* demonstrieren die gegenwärtige Entschlossenheit, das Tempo alltäglicher Handlungen immer weiter zu beschleunigen. Computer rechnen mit immer höherer Geschwindigkeit, Transport und Kommunikation benötigen nur noch einen Bruchteil der Zeit, die noch vor einem Jahrhundert nötig war, die Menschen scheinen immer weniger zu schlafen und es wird immer häufiger umgezogen – an wirklich allen Sachen wird versucht, Zeit zu sparen. Und so wird die Gegenwartsgesellschaft auch ganz treffend als *Beschleunigungsgesellschaft* bezeichnet. *Optimal* ist es hier, sich damit zu begnügen, unter den engen Zeitgrenzen das Bestmögliche zu erreichen und dabei nicht an Tempo zu verlieren – sehr gutes Ergebnis und Tempo: Erst zusammen bildet dies die zentrale Form aktueller Lebenstüchtigkeit (Rosa 2013).

Ein anderes Beispiel ist die Wissensexplosion in unserer Gesellschaft: Die zunehmende Quantität an vorhandenem Wissen würde schnell zu einer Kapazitätsüberlastung bei Personen oder Institutionen führen, die wirklich perfekt alles wissen wollen. Das Optimieren arbeitet hier hingegen mit einer Art schützender Ignoranz oder einer intelligenten Wissensabwehr – es umfasst die Fähigkeit, zu wissen, was man nicht zu wissen braucht, was das Wesentliche ist, und sich darauf zu beschränken (Wehling 2015). Perfektionisten hingegen streben nach dem Ideal restlosen Wissens, etwa um die eine wirklich perfekte Entscheidung treffen zu können, an der von vornherein alles stimmt.

Perfektionisten, klinische Perfektionisten, sind also im Kern Idealisten auf der Suche nach dem Maximum: Sie streben nach einer Idee der Vollkommenheit und ignorieren tendenziell die realen Rahmenbedingungen, die das Ideal einschränken – Perfektion gilt schließlich als das Ideal des besten überhaupt Denkbaren. Die hohen Ansprüche *müssen* einfach erfüllt werden. Die Geschmeidigkeit, die gesellschaftlich erwartet wird, fehlt den Perfektionisten, die Bereitschaft, innerhalb der Grenzen des Möglichen das Beste zu machen. Der Perfektionist ist so auf eine paradoxe Weise *suboptimal* – nämlich indem er *überoptimal* zu sein versucht. Ein Perfektionist und jemand, der nach dem Optimalen strebt, sind also trotz ihrer Nähe in den hohen Maßstäben diametral entgegengesetzte Typen: Der erste ist ein Idealist auf der Suche nach dem

Perfektionieren als Feind des Optimierens

Beschleunigungsgesellschaft

Wissensexplosion

Besser werden!

Besser besser werden!

utopisch Besten, der zweite ein Realist auf der Suche nach dem unter den Umständen Bestmöglichen. Anders ausgedrückt: Den Optimierern ist an der bestmöglichen Ausschöpfung der Humanressourcen gelegen – und aus ihrem Blickwinkel ist das Streben nach einem Ideal der Vollkommenheit eher eine störende Illusion, ein Phantasma von Träumern.

Perfektionismus, die zwanghafte, rigide Suche nach der idealen Lösung, kann daher geradezu zur „Erfolgsbremse Perfektionismus" (Maasen 2012, S. 145) werden. *Klinische Perfektionisten* stehen sich also gerade in einer Optimierungsgesellschaft auf eine sehr spezifische Weise selbst auf den Füßen: Ist dort die gesellschaftliche Parole „Besser werden!", dann wird nun gerade dieses starre, fast störrische Streben nach Perfektion zu einem gesellschaftlichen Problem, unter dem die Produktivität leidet – und solche Perfektionisten müssen nun selbst „verbessert" werden. Beratung und sogar Psychotherapie nimmt nun diejenigen Perfektionisten unter ihre Fittiche, die diesem Imperativ „Besser werden!" gerade wegen besonderer Anstrengungen nicht entsprechen können – unter der Maxime: „Besser besser werden!" Aus einem klinischen Perfektionisten mit seinen starren Maßstäben soll ein Exzellenzstreber, ein flexibler oder positiver Perfektionist werden.

Wie lässt sich *am besten* nach Verbesserung streben? Und wie sollte man es besser nicht tun? Vielleicht ahnen erfolgreiche Fußballtrainer instinktiv etwas von diesen Zusammenhängen, wenn sie Dinge sagen wie „Ich bin auf der ewigen Suche nach der perfekten Aufstellung und dem perfekten Spiel, wohlwissend, dass es dieses nie geben wird". Hier wird Perfektionsstreben ganz im Sinn des Optimierens verstanden.

Literatur

Böhme G (2016) Ästhetischer Kapitalismus. Suhrkamp, Berlin

Guthmüller M (2012) Optimierung und Authentizität. Zu Psychopharmaka und autobiographischer Literatur in den USA und Frankreich (Lauren Slater, Marie Cardinal). In: Sieben A, Sabisch-Fechtelpeter K, Straub J (Hrsg) Menschen machen. Die hellen und die dunklen Seiten humanwissenschaftlicher Optimierungsprogramme. transcript, Bielefeld, S. 383–408

Heine H (1923) Romanzero. Hesse & Becker, Leipzig

Koch M (2012) Faulheit. Eine schwierige Disziplin. zu Klampen, Springe

Lenk C (2006) Verbesserung als Selbstzweck? Psyche und Körper zwischen Abweichung, Norm und Optimum. In: Ach JS, Pollmann A (Hrsg) no body is perfect. Baumaßnahmen am menschlichen Körper – Bioethische und ästhetische Aufrisse. transcript, Bielefeld, S. 63–78

Liessmann KP (Hrsg) (2016) Neue Menschen! Bilden, optimieren, perfektionieren. Zsolnay, Wien

Maasen S (2012) Gut ist nicht gut genug. Selbstmanagement und Selbstoptimierung als Zwang und Erlösung. In: Kursbuch 171. Murmann, Hamburg, S. 144–157

Müller O (2010) Zwischen Mensch und Maschine. Vom Glück und Unglück des Homo faber. Suhrkamp, Berlin

Rosa H (2013) Weltbeziehung im Zeitalter der Beschleunigung. Suhrkamp, Berlin

Rosa H (2016) Resonanz. Eine Soziologie der Weltbeziehung. Suhrkamp, Berlin

Sloterdijk P (2014) Die schrecklichen Kinder der Neuzeit. Über das anti-genealogische Experiment der Moderne. Suhrkamp, Berlin

Spitzer N (2011) Die therapeutische Verringerung einer modernen Tugend? Perfektionismus kognitiv umstrukturieren. Verhaltenstherapie und Psychosoziale Praxis, 1, S. 105–120

Spitzer N (2013) Die Perfektionierung des Menschen – Albert Ellis und die Ratgeberindustrie. In: Hoellen B (Hrsg) „Herzlich Willkommen, Dr. Ellis!" dgvt Verlag, Tübingen, S. 263–280

Spitzer N (2016) Perfektionismus und seine vielfältigen psychischen Folgen. Ein Leitfaden für Psychotherapie und Beratung. Springer, Berlin

Spreen D (2015) Upgradekultur. Der Körper in der Enhancement-Gesellschaft. transcript, Bielefeld

Talbot D, Wolf J (2006) Dem Gehirn auf die Sprünge helfen. Eine ethische Betrachtung zur Steigerung kognitiver und emotionaler Fähigkeiten durch Neuro-Enhancement. In: Ach JS, Pollmann A (Hrsg) no body is perfect. Baumaßnahmen am menschlichen Körper – Bioethische und ästhetische Aufrisse. transcript, Bielefeld, S. 253–278

Villa P-I (Hrsg) (2008) schön normal. Manipulationen am Körper als Technologien des Selbst. transcript, Bielefeld

Wehling P (2015) Vom Nutzen des Nichtwissens. Sozial- und kulturwissenschaftliche Perspektiven. transcript, Bielefeld

Facettenreicher Perfektionismus – die vielen Formen eines Phänomens

© Springer-Verlag GmbH Deutschland 2017
N. Spitzer, *Perfektionismus überwinden*,
DOI 10.1007/978-3-662-53186-0_3

Formen des Perfektionismus

Die *beiden bisher vorgestellten Grundformen des Perfektionismus* – das neutrale oder sogar erwünschte *Streben nach Vollkommenheit* und der *klinische Perfektionismus* als dessen dunkle Kehrseite (► Kap. 1) – sind nicht die einzigen Gestalten, die ein so wandlungsfähiges Phänomen wie Perfektionismus annehmen kann. Viele Psychotherapeuten und Forscher haben sich inzwischen über Jahrzehnte den Kopf über die möglichen Ansichten von Perfektionismus zerbrochen und unterschiedliche Gestalten beschrieben, angefangen bei den vom Perfektionsstreben infiltrierten Lebensbereichen: *Arbeitsperfektionisten* jagen einer optimalen, fehlerlosen Leistung im Beruf hinterher, *Sportperfektionisten* versuchen das Gleiche bei der körperlichen Leistung, *Hygieneperfektionisten* geht es um fehlerlose Sauberkeit und Ordnung, *Beziehungsperfektionisten* erfüllen die hohen Ansprüchen anderer auf der Jagd nach Anerkennung und *Lifestyle-Perfektionisten* streben nach einer perfekten Selbstdarstellung. Es gibt also nicht diesen einen, zeitlos gültigen Perfektionismus, der sich dauerhaft mit einer einzigen gelungenen Beschreibung einfangen ließe. Einige der wichtigsten Formen werden im Folgenden vorgestellt.

3.1   Selbstwert- und Katastrophenperfektionismus

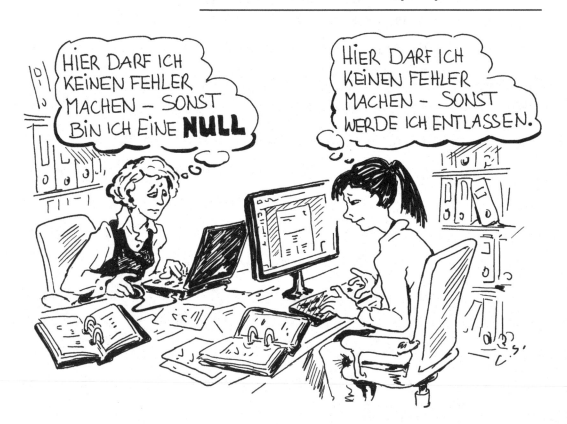

Der schon ausführlich vorgestellte *klinische Perfektionismus* ist gleichzeitig auch ein *Selbstwert-Perfektionismus* – das Scheitern an den eigenen starren und hohen Ansprüchen wird bei ihm sozusagen durch eine globale Selbstabwertung bestraft, bedingt durch den erfolgsabhängigen Selbstwert vieler Perfektionisten. Rufen Sie sich noch einmal seine Definition in Erinnerung:

Klinische Perfektionisten

Klinische Perfektionisten sind Menschen mit folgenden drei Eigenschaften:
1. *Extrem hohe Maßstäbe:* Es sind sehr ehrgeizige Ansprüche, die von Außenstehenden häufig als übertrieben oder unnötig angesehen werden.
2. *Starre beim Verfolgen der Maßstäbe:* Selbst bei erkennbar negativen Folgen kann von diesen Maßstäben nicht abgelassen werden. Sie werden als so fordernd und zwingend erlebt, dass sie trotz hoher Kosten weiterverfolgt werden
3. *Erfolgsabhängiger Selbstwert:* Der Wert der ganzen eigenen Person, die ganze Selbstachtung, wird größtenteils an der Fähigkeit, diese Maßstäbe zu erfüllen, am Erfolg, gemessen.

Ein solcher *Selbstwertperfektionismus* bezeichnet also die innere Überzeugung, dass es für alles eine perfekte Lösung gibt und dass es möglich und absolut zwingend ist, eine Sache perfekt (= fehlerfrei) machen zu *müssen*. Und zudem, dass selbst kleine Fehler bedeuten, *ein totaler Versager zu sein.*

Eine andere Form des Perfektionismus schlägt vor dem letzten Element dieser Definition einen anderen Weg ein: Diese Form entspricht der inneren Überzeugung, dass es für alles eine perfekte Lösung gibt und dass es möglich und absolut zwingend ist, eine Sache perfekt (= fehlerfrei) machen zu *müssen*. Und dass selbst kleine Fehler *sehr ernste Konsequenzen nach sich ziehen werden*. Als Konsequenz des Scheiterns an den eigenen hohen, starren Maßstäben kommt es hier nicht zu einer Selbstabwertung, sondern es wird das *Eintreten einer Katastrophe* befürchtet.

Man kann von einem *Katastrophenperfektionismus* sprechen, wie er sich häufig im Zusammenhang mit zwanghaftem Verhalten finden lässt, vor allem im Zusammenhang mit Wasch- oder Kontrollzwängen (▶ Kap. 4): Schon kleine Fehler bei der Reinigung der eigenen Hände drohen, gravierende Krankheiten nach sich zu ziehen, schon das versehentliche Anlassen der Kaffeemaschine zieht einen großen Brand nach sich, bei dem bestimmt die beiden älteren Nachbarn sterben werden, schon das versehentliche Offenlassen eines Fensters sorgt sicherlich dafür, dass die Wohnung völlig ausgeraubt wird, während man nur eben mal kurz einkaufen ist. Ein solcher Katastrophenperfektionismus treibt die Betroffenen in penible und zeitraubende Hygieneritual oder ausgeklügeltes Kontrollverhalten, bevor auch nur die eigene Wohnung verlassen wird – weil die Welt im Licht dieser *übertriebenen Gefahreneinschätzung* erscheint, wird Perfektionismus geradezu

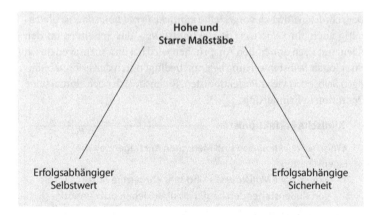

zur Pflicht (Wilhelm u. Steketee 2006). Aber auch im normalen Alltag kann ein solcher *Katastrophenperfektionismus* Angst und Schrecken vor möglichen gravierenden Folgen verbreiten – wenn ich bei einer Aufgabe hinter der perfekten Lösung zurückbleibe, werde ich vor Scham umkommen, den Job verlieren, schwer krank werden, andere werden das Interesse an mir verlieren – so lässt sich das Denken des typischen *Katastrophenperfektionisten* skizzieren (■ Abb. 3.1).

Katastrophenperfektionismus

Katastrophenperfektionisten sind Menschen mit folgenden drei Eigenschaften:
1. *Extrem hohe Maßstäbe:* Es sind sehr ehrgeizige Ansprüche, die von Außenstehenden gewöhnlich als übertrieben oder unnötig angesehen werden.
2. *Starre beim Verfolgen der Maßstäbe:* Selbst bei erkennbar negativen Folgen kann von diesen Maßstäben nicht abgelassen werden. Sie werden als so fordernd und zwingend erlebt, dass sie trotz hoher Kosten weiterverfolgt werden.
3. *Erfolgsabhängige Sicherheit:* Das Ausbleiben von Katastrophen ist größtenteils abhängig von der Fähigkeit, diese Maßstäbe zu erfüllen, vom Erfolg.

Gehen Sie einmal kurz in sich und vergegenwärtigen Sie sich die eigenen perfektionistischen Neigungen – welchen Weg schlagen Sie ein, wenn die eigenen perfektionistischen Maßstäbe nicht erreicht werden?

Bestandsaufnahme des eigenen Perfektionismus 6
– Machen Sie sich nach dem Zurückbleiben hinter Ihren Maßstäben eher Vorwürfe, ein kompletter Versager, einfach eine Niete zu sein?
– Oder befürchten Sie nach dem Zurückbleiben hinter Ihren Maßstäben eher negative Folgen bis hin zu Katastrophen, selbst schon durch einen sehr kleinen Fehler?

3.2 Primärer oder sekundärer Perfektionismus – Die Suche nach dem, was zuerst da war

Primärer Perfektionismus ist ein Streben nach dem Maximum mit eigenem Recht – das Perfektionsstreben gilt hier als eine ganz normale Motivation von Menschen (Flett u. Hewitt 2002), hinter der sich nichts anderes mehr geheimnisvoll versteckt. Die hohen und starren Maßstäbe sind hier das zentrale Element – sie sind nicht nur Mittel zum Zweck für etwas anderes, sie dienen nicht nur z. B. dazu, bestimmte negative Gefühle wie Scham oder Angst zu vermeiden oder ein allgemeines Minderwertigkeitsgefühl nicht spürbar werden zu lassen. Der *klinische Perfektionismus* ist gleichzeitig ein solcher primärer Perfektionismus.

Primärer Perfektionismus

Daher leiden *klinische Perfektionisten* auch nicht unter einem grundsätzlichen Minderwertigkeitsgefühl, wie schnell gemutmaßt werden könnte, sondern unter einem *sensiblem Selbstwert*, der mit den Zufällen von Erfolg und Misserfolg stark schwankt: Mal fühlen sie sich großartig, dann wieder wie eine Niete. Starres Perfektionsstreben und erfolgsabhängiger Selbstwert bilden bei ihnen ein sich gegenseitig absicherndes und verstärkendes System: Misserfolge werden durch die Verbindung mit dem Selbstwert besonders schmerzhaft und diese schmerzhaften Erfahrungen motivieren in der Folge erst recht zu weiterem Perfektionsstreben. Hängt vom Erreichen der Maßstäbe etwas derart Zentrales wie der eigene Selbstwert ab, dann darf erst recht auf keinen Fall locker gelassen werden, auch wenn die negativen Folgen offensichtlich sind.

Bei Herrn K. gehören die hohen und starren Ansprüche, gerade in seinem Beruf in der Bank, wie selbstverständlich zu seiner Identität. Und sie haben in ihm eine gute Presse, sind so etwas wie ein sinnvolles Exzellenzstreben, das ihn im Leben weit gebracht hat. Sein davon abhängiger Selbstwert potenziert vor allem den Preis, den sein Streben nach Höchstleistungen ihm abverlangt: Der zwangsläufige Wechsel von Erfolg und Misserfolg zieht einen hohen emotionalen Wellengang nach sich, in dem der Stolz über sich immer wieder umschlägt in Selbstvorwürfe und Schamgefühle, wie ihm so etwas nur danebengehen konnte. Sicher, diese fiesen Erfahrungen mit der eigenen Selbstbewertung motivieren ihn erneut zu Höchstleistungen, aber Emotionsregulation, die Vermeidung solcher negativen Erfahrungen, ist nicht der eigentliche Motor hinter seinen hohen Maßstäben.

Es war aber in der Psychologie nicht immer so, dass Perfektionismus ein Phänomen mit eigenem Recht war, im Gegenteil. Traditionellerweise galt *Perfektionismus* in der Psychotherapie eher als eine oberflächliche Sache, hinter der noch etwas anderes, Verborgenes stecken musste – das eigentliche Problem. Über dem Streben nach Höchstleistungen hing lange Zeit der Verdacht, dass dieses Streben nach Vollkommenheit bloß eine Kompensation versteckter Mängel sein müsse. So ein ausgeprägter Ehrgeiz ... das konnte doch einfach nicht normal sein! Entweder sollten quälende Gefühle wie exzessive Scham oder Angst mit dem Perfektionsstreben vermieden werden – es diente hier einer Erlebnisvermeidung – oder es sollte dazu dienen, durch exzellente Leistungen Lob einzuheimsen, zeigte also eine übertriebene Abhängigkeit vom Urteil anderer (Spitzer 2016).

Sekundärer Perfektionismus

Am häufigsten wurde Perfektionismus aber wohl als Ausgleich oder Versteck für ein tief sitzendes Minderwertigkeitsgefühl angesehen wie bei den einflussreichen Psychologen Alfred Adler oder Karen Horney – und man findet eine solche Sichtweise auch heute noch: „Der Perfektionist ist ein unsicherer Mensch. Er sehnt sich unbewusst nach einer bombensicheren Unantastbarkeit" (Bonelli 2014, S. 13). Hier ist der Perfektionismus also eigentlich *sekundär*, ein quälendes Empfinden eigener Minderwertigkeit oder Unsicherheit dagegen *primär* – der eigentliche Punkt, das, was zuerst da war. Bei einem sekundären Perfektionismus herrscht ein *unbedingter negativer Selbstwert* vor: Egal wie viele Erfolge jemand einfährt, so ist er doch im Grunde davon überzeugt, ein Versager zu sein – der Eindruck wird nur kurzzeitig überstrahlt von der Aura einer konkreten Höchstleistung. Insgesamt handelt es sich aus dieser Perspektive eines sekundären Perfektionismus um einen „Perfektionismus um zu", sich ehrgeizige Ziele zu setzen ist hier nicht das Erste.

In der Realität ist sicherlich Platz für beide Spielarten des Perfektionismus: Natürlich finden sich immer wieder Fälle eines solchen *sekundären Perfektionismus*, z. B. im Fall einer jungen Frau, welche die Überzeugung, insgesamt nicht liebenswert zu sein, mit einem stundenlangen Bemühen, sich perfekt zu kleiden, zu kompensieren versucht. Das Buch konzentriert sich auf primären Perfektionismus, bietet aber auch Veränderungsansätze für Selbstwertprobleme, wie sie bei einem sekundären Perfektionismus auftreten können.

Sekundärer Perfektionismus

Beim sekundären Perfektionismus ist etwas anderes als die ehrgeizigen Ziele das primäre Problem und das Streben nach hohen Maßstäben hängt davon ab:

1. *Minderwertigkeitsgefühle, Angst vor negativen Emotionen, Suche nach Anerkennung* stehen im Vordergrund.
2. *Das Streben nach hohen und starren Maßstäben:* Es kompensiert hier das Erleben der eigenen Minderwertigkeit, stark negativer Emotionen oder garantiert Anerkennung.

Wenn Sie nun einen Augenblick in sich hineinhören: Was ist nun in Ihrem speziellen *Perfektionismus-Profil* das unbedingte Element, also das, was zuerst da ist?

3.3 · Ziel und Quelle der hohen Maßstäbe – wer will hier eigentlich was von wem?

37

3

Bestandsaufnahme des eigenen Perfektionismus 7

1. Setzen Sie sich hohe und starre Maßstäbe auch in Lebensbereichen, wo Sie sich Ihrer selbst ziemlich sicher sind? Sind ehrgeizige Ziele ein Wert an sich für Sie?
2. Gibt es andere Motive hinter Ihren großen Anstrengungen nach Perfektion: Das Vermeiden sehr unangenehmer Gefühle wie Hilflosigkeit oder Scham vielleicht? Oder ein großes Bedürfnis, von anderen auf jeden Fall anerkannt werden zu müssen? Spüren Sie ganz übergreifend und dauerhaft so ein bohrendes Gefühl eigener Mangelhaftigkeit? Oder stellt sich dieser Eindruck nur ein, wenn Sie hinter Ihren Maßstäben zurückbleiben (dann aber sehr heftig)?

3.3 Ziel und Quelle der hohen Maßstäbe – wer will hier eigentlich was von wem?

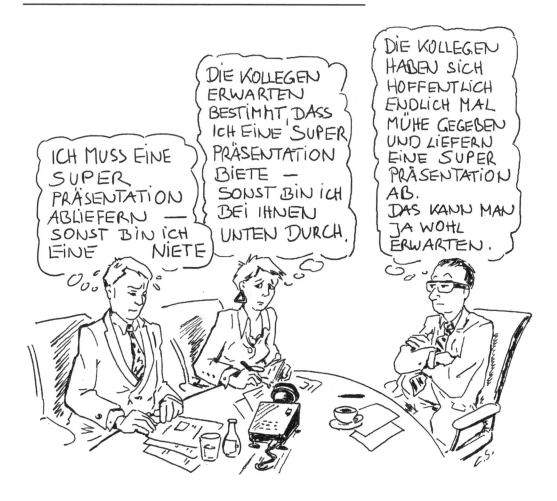

Von welcher Person gehen die hohen Ansprüche der Perfektionisten aus? Und an welche Person richten sie sich eigentlich? Es war einer der wichtigsten Fortschritte der 1990er Jahre, Perfektionismus nicht mehr eindimensional zu verstehen, sondern multidimensional. Die einflussreichen Psychologen Gordon Flett und Paul Hewitt (2002) haben dazu die hohen Maßstäbe von Perfektionisten sozusagen nach Absender und Empfänger aufgefächert. Beim *klinischen Perfektionismus* sind Ziel und Quelle der hohen Ansprüche immer wie selbstverständlich dieselbe Person – die hohen und starren Maßstäbe fordert immer der Perfektionist von sich selbst: *Er* muss *für sich selbst* im Beruf fehlerlos sein, seine eigene Joggingstrecke gnadenlos überbieten, die nächste Party zu dem Ereignis des Jahres werden lassen. Aber natürlich geht es auch anders: Manche Perfektionisten erwarten solche Höchstleistungen nicht nur von sich selbst, sondern gerade auch von anderen: *Die* haben gefälligst perfekt zu sein! Ausgehend von solchen Überlegungen haben Flett und Hewitt (2002) drei Formen des Perfektionismus unterschieden (◘ Tab. 3.1).

Selbstgerichteter Perfektionismus

Selbstgerichteter Perfektionismus (SOP): Er entspricht der ursprünglichen Vorstellung, bei dem eine Person nach perfektionistischen Maßstäben strebt, die sie sich selbst gesetzt hat – sie nimmt sich selbst große Dinge auf eine starre Weise vor, meist verbunden mit einer strengen Selbstbewertung. Manchmal wird daher auch von einem *selbstverurteilenden Perfektionismus* gesprochen: „Eins meiner wichtigsten Ziele ist es, so gut wie nur möglich in meinem Beruf zu sein. Entweder das, oder ich bin ein Versager".

Sozialer Perfektionismus

Sozialer Perfektionismus (SPP): Bei ihm fühlen sich Personen zum Perfektionismus gedrängt, weil sie annehmen, andere haben extrem hohe Ansprüche an sie, die es zu erfüllen gilt. Die anderen Personen, vielleicht eine Gruppe von Kollegen oder die Familie, werden nur zufrieden sein, wenn diese Maßstäbe erfüllt sind. Es handelt sich um einer Art *angepasster Perfektionismus*: „Meine Familie erwartet das einfach von mir … da bin ich mir sicher".

Außengerichteter Perfektionismus

Außengerichteter Perfektionismus (OOP): Er ist eine Art *vorwurfsvoller Perfektionismus*, bei dem die Betroffenen sehr viel von anderen Menschen erwarten – einzelne Personen, bestimmte Gruppen oder die ganze Welt sollen das an Maßstäben erfüllen, was der außengerichtete Perfektionist selbst für gut und richtig hält: „Bin ich denn nur

◘ Tab. 3.1 Die drei Formen des Perfektionismus nach Flett und Hewitt (2002)		
Quelle der Ansprüche	**Ziel der Ansprüche**	
	Selbst	**Andere Personen**
Selbst	*Selbstgerichteter Perfektionismus* (SOP, „Self-oriented perfectionism")	*Außengerichteter Perfektionismus* (OOP, „Other-oriented perfectionism")
Andere Personen	*Sozialer Perfektionismus* (SPP, „Socially prescribed perfectionism")	

3.3 · Ziel und Quelle der hohen Maßstäbe – wer will hier eigentlich was von wem?

39   **3**

von begriffsstutzigen Idioten umgeben! Wenn ich der Kollegin schon diese Aufgabe delegiere, dann soll sie sich gefälligst auch anstrengen und es gründlich erledigen. Das versteht sich doch wohl von selbst".

Studien haben nachgewiesen, dass die drei Formen des Perfektionismus miteinander in enger Beziehung stehen: Menschen, bei denen eine davon stark ausgeprägt ist, neigen dazu, auch in den anderen beiden hoch zu punkten. Als rundherum belastend und wenig hilfreich hat sich besonders der *soziale Perfektionismus* (SPP) herauskristallisiert (Hewitt u. Flett 2004). Bei der Unterscheidung dieser drei Spielarten geht es also um die Richtung und das Ziel der hohen starren Ansprüche. Bei allen drei Arten kann man sich eigentlich einen *klinischen Perfektionismus* vorstellen, einen mit extrem hohen Maßstäben, einen mit starren Maßstäben und einen mit erfolgsabhängigem Selbstwert. Und nimmt man noch den *Katastrophenperfektionismus* hinzu (siehe oben), dann findet sich für jede der drei Formen des Perfektionismus eine belastende Ausprägung mit zwei Varianten – selbstwertbezogen oder katastrophenbezogen. Sie drücken sie jeweils in typischen *perfektionistischen Grundüberzeugungen* aus (◘ Tab. 3.2).

Ein *selbstgerichteter klinischer Perfektionist* (SOP) denkt also in etwa so: „Ich muss bei wichtigen Aufgaben, die sich mir stellen, kompetent, erfolgreich und leistungsfähig sein. Nur dann kann ich mich als wertvoll empfinden (oder eine Katastrophe verhindern)." Beim *sozialen klinischen Perfektionismus* (SPP) klingen die drei Aspekte zusammengefasst so: „Wichtige andere erwarten von mir, dass ich bei bedeutenden Aufgaben kompetent, erfolgreich und leistungsfähig bin, sonst halten sie

◘ **Tab. 3.2** Formen des Perfektionismus und ihre gedanklichen Grundüberzeugungen

	Hohe Maßstäbe	Starre Maßstäbe	Erfolgsabhängiger Selbstwert	Erfolgsabhängige Katastrophen
Selbst gerichteter Perfektionismus	„Gut ist nicht gut genug. Hol das Letzte aus dir heraus." „Meine Arbeit sollte fehlerlos sein."	„Man *muss* so lange an einer Sache arbeiten, bis sie genau richtig erledigt ist." „Ich hätte den Fehler früher bemerken *müssen*."	„Ich muss es tipptopp erledigen – erst dann bin ich ok." „Je besser man arbeitet, ein desto besserer Mensch ist man."	„Wenn ich nicht wirklich alle Fenster geschlossen haben, bevor ich rausgehen, dann kommt es bestimmt zu einem Einbruch."
Sozialer Perfektionismus	„Andere erwarten, dass ich hier eine perfekte Leistung abliefere."	„Meine Eltern *verlangen* einfach, dass ich immer die beste Note habe."	„Für meine Kollegen gilt: Wenn ich nur einen Fehler mache, dann bin ich ein totaler Versager."	„Wenn ich nicht ihre Maßstäbe erfülle, dann wollen die Kollegen bestimmt nichts mehr mit mir zu tun haben."
Auf andere gerichteter Perfektionismus	„Er sollte das viel gründlicher machen."	„Die anderen *müssen* sich einfach an die Regeln halten, egal unter welchen Umständen."	„Wer seine Arbeiten so schludrig erledigt, der taugt einfach nichts."	„Wie sähe die Welt wohl aus, wenn alle so schlecht arbeiten würden wie mein Kollege."

mich für einen Versager (oder die Katastrophe, dass sie nichts mehr mit mir zu tun haben wollen, geschieht)". *Außengerichtete klinische Perfektionisten* (OOP), die vor allem hohe Maßstäbe von anderen erwarten, bilden dagegen folgende Grundüberzeugungen aus: „Andere Menschen müssen in wichtigen Aufgaben kompetent, erfolgreich und leistungsfähig sein, sonst sind sie Versager, unmögliche Menschen (oder eine Katastrophe tritt ein)".

Herr B. zeigt, was sein Marathontraining in der Freizeit betrifft, einen ziemlich reinen *selbstgerichteten klinischen Perfektionismus* (SOP), kombiniert mit einem erfolgsabhängigen Selbstwert. Katastrophen nimmt er dagegen keine an: „Ich muss meine ehrgeizigen Laufziele erreichen, ganz egal, ob ich schon von der Arbeit erschöpft bin oder nicht. Ausreden zählen nicht. Erst dann kann ich mich als wirklich leistungsfähig und nicht als faul ansehen". Er fordert von sich schon beim Training Höchstleistungen, selbst noch abends, nach der Arbeit. Trotzdem ist er ebenfalls nicht frei von einer gewissen Verächtlichkeit gegenüber Kollegen, die keine derart hohe Arbeitsmoral an den Tag legen wie er selbst: Bei ihm kommt also noch ein *außengerichteter Perfektionismus* hinzu (OOP).

Wie fällt nun Ihr persönliches *perfektionistische Profil* aus dem Blickwinkel dieser drei Formen des Perfektionismus aus?

Bestandsaufnahme des eigenen Perfektionismus 8
1. Neigen Sie eher dazu, hohe starre Maßstäbe von sich selbst zu erwarten?
2. Fühlen Sie sich ständig den hohen starren Erwartungen anderer ausgeliefert, denen Sie entsprechen müssen?
3. Richten sich Ihre hohen starren Erwartungen auch auf andere Personen, manche Gruppen wie Kollegen oder die Familie, die ganze Welt?

Nun ist Ihre Selbstanalyse bezüglich des eigenen *Perfektionismus-Profils* fast komplett. Wenn Sie alle Überlegungen zu den Fragen aus diesem und dem ersten Kapiteln zusammentragen, haben Sie einen Überblick, welche verschiedenen Spielarten eines belastenden Perfektionismus bei Ihnen vorliegen. Sie haben ebenfalls eine schon weit fortgeschrittene Einsicht, welche Lebensbereiche davon betroffen sind und auch über die einzelnen Elemente des Perfektionismus, die sie ihr Eigen nennen: Hohe Maßstäbe? Starre Maßstäbe? Erfolgsabhängiger Selbstwert? Fehlerabhängige Katastrophenerwartung?

Aber eine Frage bleibt doch noch übrig, wenn es um die möglichen Spielarten von Perfektionismus geht. Gibt es neben dem negativen klinischen Perfektionismus eventuell einen positiven erstrebenswerten Perfektionismus?

3.4 Gibt es einen positiven erstrebenswerten Perfektionismus?

Lange Zeit galt *Perfektionsstreben* als eine eher verdächtige Sache – irgendein verborgener Mangel musste doch hinter einem derartigen Ehrgeiz stecken! Und die Folgen für den einzelnen Menschen galten auch als beachtlich negativ, zumindest auf lange Sicht. Immer wieder fand sich die gleiche Geschichte: Künstler und Denker schaffen Höchstleistungen – und bezahlen mit ihren Leben. Einige berühmte Personen haben unter depressiven Beschwerden und Selbstmordideen gelitten aufgrund ihres Strebens nach Perfektion, etwa der Philosoph Ludwig Wittgenstein und die Schriftstellerin Sylvia Plath (Flett u. Hewitt 2002). Die herausragende Leistung scheint hier unentwirrbar verknotet mit einer schmerzlichen Fehlanpassung – einerseits das Streben, einen hohen Exzellenzstandard zu erreichen, andererseits die Selbstüberforderung bis zum Zusammenbruch beim Eifern nach dem eigentlich Unmöglichen.

Aber in der aktuellen *Optimierungsgesellschaft* (▶ Kap. 2) konnte ein Bewertungswechsel in der Haltung gegenüber Perfektionismus eigentlich nicht ausbleiben: Ließ sich nicht vielleicht das Streben nach Selbstverbesserung von den begleitenden negativen Aspekten trennen, sodass eine positive Form von Perfektionismus denkbar wird? Ehrgeiz ohne Reue – Exzellenzstreben? *Perfektionismus* wurde nun immer mehr mit *Optimierung* und *Exzellenzstreben* gleichgesetzt, gefördert und als etwas Wünschenswertes angesehen – gerade besondere Leistungen, so die neue Position, verlangen fast zwangsläufig einen gewissen Grad an Perfektionismus, eine Haltung, die sich auch in der psychologischen Literatur immer wieder findet: „Es wird allgemein anerkannt, dass olympische Höchstleistungen, wissenschaftliche Durchbrüche und große Kunstwerke Produkte des menschlichen Strebens nach Exzellenz oder Perfektion sind" (Chan 2008, S. 2, Übers. v. Autor). Perfektionsstreben gilt nun tendenziell eher als wünschenswert, nicht als verdächtig. Kann es also auch förderlich und nicht schädlich sein? Diese Vorstellung eines rein *positiven Perfektionismus* machte sich spätestens seit den 1990er Jahren immer breiter und findet sich in einer ganzen Reihe von Begriffspaaren: normaler und klinischer Perfektionismus, positiver und negativer, gesunder und pathologischer, adaptiver und maladaptiver Perfektionismus.

Besonders der Ehrgeiz und das damit verbundene Anlegen hoher Maßstäbe galt nun als wünschenswert – doch ließ er sich auch wirklich von anderen Aspekten, die ihn häufig begleiten, trennen: von der Starre der Maßstäbe, der begleitenden Selbstabwertung, einer beständigen Sorge um mögliche Fehler? Die groben Umrisse des neuen Verständnisses von Perfektionismus waren jedenfalls schnell zu erkennen: Positiv sind hohe, selbst gesetzte Ambitionen, negativ sind Zweifel an den eigenen Handlungen oder möglichen Fehlern, ebenso wie ein eher abhängiger Perfektionismus, der von andere Personen formulierte

Maßstäben und Normen zu erfüllen strebt. Auch die fordernde Starre hoher Maßstäbe – insgesamt also ein Mangel an Flexibilität und Unabhängigkeit (von anderen Menschen, vom Selbstwert) sowie ein geringes Selbstvertrauen gehören dazu. Aber die hohen Maßstäbe … nein, die sind in Ordnung, wenn nicht sogar wünschenswert. Sie bilden ein sehr positiv besetztes Exzellenzstreben, einen ganz normalen Ehrgeiz.

Wertewandel beim Perfektionismus

Die Forschung schien diesen neuen Diskurs zu bestätigen (Dunkley et al. 2003; Bieling et al. 2004) – sie fand ebenfalls zwei Faktoren im Perfektionismus: auf der einen Seite ein erwünschtes *Exzellenzstreben* mit frei gewählten hohen Maßstäben, auf der anderen ein dunkler Perfektionismus mit letztlich drei Aspekten: Abhängigkeit der Maßstäbe von anderen, Zweifel an sich selbst und daran diese erfüllen zu können, und Sorge um schlimme Folgen bei Fehlern. In manchen Studien schienen sogar *positiven Perfektionisten* mit nur dem ersten Faktor psychisch gesünder zu sein als Menschen ganz ohne perfektionistische Züge – positives Perfektionsstreben war assoziiert mit einem höheren Grad positiver Eigenschaften als es bei *Nichtperfektionisten* der Fall war (Stoeber u. Otto 2006). Schon diese Wortwahl deutet auf einen damit verbundenen Wertewandel: Menschen, die einfach nichts mit Exzellenzstreben zu tun haben, erscheinen plötzlich mit einer Negativbezeichnung („Nichtperfektionisten") – der positive Perfektionist dagegen entwickelt sich, so scheint es, zu einem Subjektideal der Gegenwart. Und die aktuelle Psychotherapie bei Perfektionismus folgt größtenteils dieser Linie – ehrgeizige Ziele und Maßstäbe gelten als erwünschte menschliche Normalität, ein „healthy pursuit of excellence" (Shafran et al. 2010, S. 14) – besonders wenn sie einhergehen mit einer Flexibilität bei diesen Maßstäben (man kann in Ausnahmen auch auf das Streben nach ihnen verzichten) und einer Immunität des Selbstwerts, auch wenn mal etwas schiefgeht.

Das Ideal des situationselastischen misserfolgsimmunen Perfektionisten

Zweifel an diesem neuen Ideal für alle sind allerdings geblieben: Kommen solche *positiven, flexiblen Perfektionisten* in der Realität überhaupt in nennenswerter Anzahl vor? Oder sind die Vorstellungen solcher positiven *Super-Perfektionisten* vielleicht doch nicht mehr als eine weitere paradoxe Gralssuche der modernen Leistungsgesellschaft – eine Variante des PS-starken Autos, das fast kein Benzin verbraucht und dessen Motor trotz der Raserei kaum Abnutzungserscheinungen zeigt? Einige Wissenschaftler nehmen jedenfalls weiterhin an, dass letztlich jede Form von Perfektionismus belastend ist – für sie gibt es keinen wirklich *adaptiven Perfektionismus*. Zwar geben sie zu, dass es wahrscheinlich Dimensionen des Perfektionismus gibt, die problematischer sind als andere, aber selbst „the less problematic aspects of perfectionism are far from adaptive" (Flett u. Hewitt 2007, S. 234). Müssen nicht hohe Maßstäbe zwangsläufig zu einer Selbstabwertung führen, wenn man sie nicht erreicht?

Die Auseinandersetzung um die *Frage eines positiven Perfektionismus* ist in der Psychologie aktuell zumindest noch in vollem Gange. Aber wie steht es mit Ihnen und einem positiven Perfektionismus? Und wie sieht ihre *Landkarte des eigenen Perfektionismus* abschließend aus?

1. Sind Sie in der Lage in Ausnahmefällen das Verfehlen der eigenen (prinzipiell wichtigen) Maßstäbe ohne große Umstände zu akzeptieren?
2. Können Sie diese Maßstäbe verfehlen, ohne sich größere Vorwürfe zu machen (oder große Angst vor den katastrophalen Folgen zu bekommen)?
3. Machen Sie sich dabei nicht ständig Sorgen um mögliche Fehler oder durchdenken Ihre Handlungen tausendmal, wenn Sie nach diesen Maßstäben streben? Gehen Sie stattdessen recht zuversichtlich an die Arbeit?

Literatur

Bieling PJ, Summerfeldt LJ, Israeli AL., Antony MM (2004) Perfectionism as an explanatory construct in comorbidity of Axis I disorders. Journal of Psychopathology and Behavioral Assessment 26: 193–201

Bonelli RM (2014) Perfektionismus. Wenn das Soll zum Muss wird. Pattloch, München

Chan DW (2008) Perfectionism and the striving for excellence. Educational Research Journal 23: 1–19

Dunkley DM, Zuroff DC, Blankstein KR (2003) Self-critical perfectionism and daily affect: Dispositional and situational influences on stress and coping. Journal of Personality and Social Psychology, 84: 234–252

Flett GL, Hewitt PL (2002) (Eds) Perfectionism: Theory, research, and treatment. APA, Washington, DC

Flett GL, Hewitt PL (2007) Cognitive ad self-regulation aspects of perfectionism and their implications for treatment: Introduction to the special issue. Journal of Rational-Emotive & Cognitive-Behavioral Therapy, 25: 227–236

Hewitt PL, Flett, GL (2004) Multidimensional Perfectionism Scale (MPS): Technical manual. Multi-Health Systems, Toronto

Shafran R, Egan SJ, Wade TD (2010) Overcoming perfectionism. A self-help guide using cognitive behavioral techniques. Constable & Robinson, London

Spitzer N (2016) Perfektionismus und seine vielfältigen psychischen Folgen: Ein Leitfaden für Psychotherapie und Beratung. Springer, Heidelberg

Stoeber J, Otto K (2006) Positive conceptions of perfectionism: Approaches, evidence, challenges. Personality and Social Psychology Review 10: 295–319

Wilhelm S, Steketee GS (2006) Cognitive therapy for obsessive-compulsive disorder. A guide for professionals. New Harbinger, Oakland

Wie Perfektionismus das Leben belasten kann

© Springer-Verlag GmbH Deutschland 2017
N. Spitzer, *Perfektionismus überwinden*,
DOI 10.1007/978-3-662-53186-0_4

4

Perfektionismus ist keine Lebenseinstellung, die gemächliche Seelenruhe und stilles Glück beschert – selbst in ihren positivsten Ausprägungen. Im Gegenteil, es bedeutet einen sehr emotionalen, fast heroischen Lebensstil: Während des täglichen Ringens um das Erfüllen der hohen Maßstäbe herrscht gewöhnlich eine große Sorge zu versagen, kombiniert mit der extremen Anstrengung, die gesetzten Ansprüche zu erfüllen. Für *Perfektionisten* ist das Leben ein dauernder Kampf oder eine ständige Prüfung, denn um einen Erfolg oder ein Scheitern wirklich zu erkennen, müssen sie den Ausgang ihrer Handlungen beständig detailliert begutachten, ein kurzer, oberflächlicher *Scan* reicht nicht aus – ihr ganzes Leben verwandelt sich schnell in eine Abfolge von Tests oder Examen: „Although everyone self-evaluates with some regularity, perfectionists make it a full-time job" (Tangney 2002, S. 203). In der Folge treiben sie sich zu den nächsten Höchstleistungen an – ein Teufelskreis aus Strenge und Selbstkontrolle. Dabei gibt es häufig nur zwei Testergebnisse: Erfolg oder Scheitern. Jedes Verfehlen der hohen Maßstäbe, egal wie nah man ihm gekommen sein mag, wird unterschiedslos als Versagen bewertet: Ich bin wirklich ein Versager, eine Niete, ich habe in dem Test nur 89 von 100 Punkten erreicht. Ein zufriedener Perfektionist ist letztlich wie eine Sternschnuppe – etwas, das man nur selten sieht und das nie lange andauert. Kein Wunder, dass eine solche Lebensweise gerade klinischen Perfektionisten das Leben oft schwer macht und bei ihnen mit einer ganzen Reihe von Belastungen zu rechnen ist.

4.1   Überanstrengen und Aufschieben – die Auswirkungen von Perfektionismus auf das Handeln

Überanstrengung

Manchmal spricht man von „boom and bust" (Egan et al. 2014, S. 28): Perfektionisten neigen dazu, sich derart für ihre hohen starren Maßstäbe zu engagieren, dass sie sich schnell überanstrengen und unnötig stark schon an scheinbar unwichtigen Aufgaben erschöpfen. Perfektionismus birgt ein Risiko der Verausgabung, denkt man an die populäre *Pareto-Regel*: Der Wirtschaftswissenschaftler Pareto hat angenommen, dass Menschen, um die ersten 80 % einer Aufgabe zu erledigen, genauso viel Kraft verbrauchen wie für die letzten 20 % – Menschen, die 100%ig sein wollen, rackern sich also fast zwangsläufig doppelt so viel an der gleichen Aufgabe ab wie solche, die sich mit 80 % begnügen. Perfektionisten betreiben so schnell eine Art Selbstausbeutung, ja manchmal sogar eine spezifische Art Selbstverbrennung – Anstrengung und Erschöpfung sind ihre gut bekannten Begleiter.

Aufschieben

Aber neben die Verausgabung bis zur Erschöpfung tritt noch etwas anderes: Aufgaben werden von Perfektionisten häufig vorzeitig abgebrochen, lange aufgeschoben oder gar nicht erst angefangen – besonders typisch für Perfektionisten ist dabei das *Aufschieben* („Prokrastinieren"). Die Gründe sind vielfältig: Perfektionisten entscheiden sich nicht, bevor nicht wirklich alle Details geklärt sind. Getrieben von der Angst vor Fehlern, entsteht schnell der Eindruck, noch nicht genug Information zu den Alternativen zu haben. Oder sie sind vom Ringen um die nötigen Informationen für eine Sache derart erschöpft, dass sie sich zu einer Entscheidung nicht mehr in der Lage fühlen, wie z. B. Herr Q. bei seiner Urlaubsplanung für die Normandie (▶ Kap. 1). Ebenso können Prüfungen aus diesen Gründen aufgeschoben und Arbeiten lange nicht abgegeben werden, weil sie einfach noch nicht als „gut genug" vorbereitet oder perfekt ausgearbeitet empfunden werden. Und das Aufschieben bringt für den Perfektionisten dabei nicht einmal die gleiche Erleichterung wie für einen bequemeren Typen, weil er sich nur selten angenehme Aktivitäten zugesteht statt der zu erledigenden Aufgaben: Diese erscheinen ihnen trotz des Aufschiebens weiterhin als Zeitverschwendung.

Aber Perfektionismus prägt das Verhalten noch in einer weiteren Art und Weise: Handlungen von Perfektionisten sind nämlich häufig stark durchgeplant – bis hin zum Ritual. Die Sorge, vielleicht zur Perfektion unfähig zu sein, aber doch alles daran setzen zu müssen, sie zu erreichen, führt schnell zu solch ritualisiertem Handeln, das perfekte Zustände verlässlicher machen soll. So wird z. B. ein fremder Text oder eine E-Mail wiederholt gelesen, um etwas perfekt zu verstehen, eigene Elaborate ähnlich wiederholt auf verbliebene Schreibfehler durchgesehen – indem jeder Satz immer wieder auf ein besondere Weise durchgegangen wird. So geht Perfektionisten sehr schnell Leichtigkeit und Spontaneität verloren – alles muss schließlich gut vorbereitet und durchdacht werden, um den hohen Ansprüchen zu genügen. Schließlich entwickeln sie sich häufig zu Spezialisten der Bereiche, in denen sie nach Perfektion streben, während andere Lebensbereiche brachliegen. Sie betreiben so schnell eine Monokultur des Lebens – andere Lebensbereiche kommen zu kurz und verkümmern, weil die ganze Energie in die wenigen gesteckt wird, in denen hohe Ansprüche bestehen.

Vergewissern Sie sich für einen Augenblick, wie sich Ihr eigener Perfektionismus auf Ihr Handeln auswirkt.

Verlust an Spontaneität und Monokultur des Lebens

Bestandsaufnahme über die Folgen des eigenen Perfektionismus 1

1. Gibt es Lebensbereiche, in denen Sie sich überanstrengen und es mehr an Ihren eigenen Ansprüchen und Maßstäben als an den äußeren Umständen liegt?

2. Führen Ihre hohen und starren Ansprüche gelegentlich dazu, Dinge lange vor sich herzuschieben, sie abzubrechen oder sie komplett zu vermeiden?

3. Benehmen Sie sich durch Ihre hohen Ansprüche manchmal bis zum Ritual hin durchgeplant und zugleich sehr kontrolliert? Geht Ihnen hier die Leichtigkeit und Spontaneität verloren?

4. Haben Sie an sich die Tendenz bemerkt, dass Ihr Leben sich immer mehr auf die Bereiche hin zusammenzurrt, in denen Ihre hohen Maßstäbe eine Rolle spielen? Liegen vielleicht andere Lebensbereiche brach, obwohl Sie für diese durchaus Interesse hätten?

4.2   Scham und Schuld – wie sich Perfektionismus auf die Gefühle auswirkt

Ausbleiben positiver Emotionen

Emotional haben *klinische Perfektionisten* nur wenig zu lachen. Natürlich sind Perfektionisten auch einmal zufrieden, sogar stolz – das kommt vor, aber eher selten. Freude oder Stolz treten schließlich nur zu den raren Gelegenheiten auf, in denen die eigenen hohen Ambitionen wirklich befriedigt werden. Und selbst diese raren Hochgefühle scheinen allein den *selbstgerichteten Perfektionisten* (▶ Kap. 3) vorbehalten zu bleiben. *Soziale Perfektionisten* sind dagegen durchgängig eher „down": Sie erleben Unzufriedenheit und Peinlichkeit, egal ob Erfolgs- oder Misserfolgserfahrungen vorliegen, so die Forschung. Besonders der erfolgsabhängige Selbstwert von Perfektionisten wirkt sich hier negativ auf das Gefühlsleben aus: Macht ein Perfektionist seinen Selbstwert stark vom Erreichen der eigenen hohen Maßstäbe abhängig, dann ist das Erleben von Stolz kaum noch möglich, unabhängig davon, ob etwas schiefgeht oder die hohen Ziele erreicht werden. Schnell schleichen sich erneut Zweifel ein (Stoeber u Yang 2010).

> Herr B. und sein Marathontraining … er fordert von sich schon beim Training Höchstleistungen, selbst noch abends, nach der Arbeit. Aber selbst wenn er seine ehrgeizigen Maßstäbe erfüllt, bleibt ihm nur eine Schlussfolgerung – die Maßstäbe waren anscheinend nicht ehrgeizig genug: „Ich hätte eigentlich mehr von mir verlangen sollen. Das hätte doch jeder erreichen können. Es zählt also nicht wirklich. Beim nächsten Mal sollte ich mir wirklich etwas Anspruchsvolleres vornehmen". Neben einer anfänglichen Zufriedenheit nagt also selbst bei Erfüllen der eigenen Maßstäbe bereits der Zweifel bezüglich des eigenen Selbstwerts an ihm: Zeigt die Auswahl zu niedriger Ziele nicht vielleicht schon, dass er doch ein fauler Mensch ist? So wird schnell auch der Erfolg zum Anlass, sich selbst kritisch beurteilen zu müssen.

Angst, Deprimiertheit und Ärger

Natürlich sind Perfektionisten auch mit Gefühlen von Angst und Enttäuschung vertraut: ängstliche Anspannung, wenn sie versuchen ihre ehrgeizigen Maßstäbe zu erfüllen, tiefe deprimierende Enttäuschung, wenn etwas dabei schiefgeht. Ein emotionaler Sonderfall ist dabei der *außengerichtete Perfektionismus*, dessen hohe Ansprüche sich auf andere Menschen richten (▶ Kap. 3). Solche Perfektionisten haben häufiger mit Gefühlen von Ärger, Abscheu oder Enttäuschung über die Fehler anderer Personen zu kämpfen. Aber weil bei *klinischen Perfektionisten* immer auch der Selbstwert im Spiel ist, werden sie vor allem von Scham- und Schuldgefühlen heimgesucht.

Schamgefühle

Besonders Schamgefühle lauern klinischen Perfektionisten überall auf. Der Unterschied zwischen Scham- und Schuldgefühlen wird oft folgendermaßen getroffen: Scham ist im Kern eine Bewertung des Selbst, der kompletten eigenen Person („*Ich* habe einen furchtbaren Fehler gemacht!"), während bei Schuld die begangene Handlung Gegenstand der Bewertung ist („Ich habe einen *furchtbaren Fehler gemacht!*"). Scham ist daher fast immer begleitet von einem Eindruck der eigenen Wertlo-sigkeit, einem Kleinsein (Tangney u. Dearing 2002) – bei Scham geht es darum das eigene Gesicht zu wahren oder zu verlieren, mit dem Gesicht als Metapher für die gesamte eigene Person. Der *klinische Perfektionist* ist nun gerade dadurch gekennzeichnet, dass er mit jedem Verfolgen der hohen Maßstäbe sein gesamtes Ich aufs Spiel setzt (▶ Kap. 1), sein Selbstwert ist größtenteils erfolgsabhängig. Und so schämt er sich häufig bei einem Verfehlen der eigenen Maßstäbe.

Und dabei ist die Sache mit dem Schämen heutzutage doppelt ver-trackt: Schämen gilt an sich schon wieder als etwas wenig Perfektes, eigentlich Altmodisches, eine primitive *Emotion der Unterwerfung* unter allgemeine gesellschaftliche Regeln aus grauer Vorzeit – man sollte sich besser nicht zu viel schämen: „Im Westen reden wir uns […] mit einer gewissen Selbstgefälligkeit ein, wir hätten die Fesseln der Scham abge-legt" (Jaquet 2015, S. 13). Und so werfen sich Perfektionisten ihr eigenes Schämen selbst wieder als Fehler vor: Sie erleben wegen ihrer Neigung kompletter Selbstbewertung häufig archaische Scham. Und weil dies selbst wiederum ein eher peinliches Gefühl ist, schämen sie sich häufig gleich noch ein zweites Mal für ihr Schamgefühl … „was für eine emp-findliche Mimose ich doch bin".

Wie sieht es nun mit Ihren emotionalen Reaktionen aus, wenn sie in perfektionistischen Lebensbereichen mit hohen Maßstäben unter-wegs sind?

Schämen für die eigenen Schamgefühle

Bestandsaufnahme über die Folgen des eigenen Perfektionismus 2

1. Erleben Sie vor einer Aufgabe, bei der Sie an sich hohe Anforderungen stellen, Angst, Unsicherheit oder Selbstzweifel?
2. Sind Sie wirklich sehr deprimiert, mehr als nur enttäuscht, wenn sich Ihre hohen Maßstäbe einmal nicht erfüllen?
3. Erleben Sie nur ein kurzfristiges Hochgefühl, Freude oder Stolz, wenn Sie Erfolg haben und Ihre hohen Maßstäbe erfüllen? Werden diese positiven Gefühle schnell von Zweifeln abgelöst, sich vielleicht nicht genug vorgenommen zu haben?
4. Schämen Sie sich ausführlich, wenn Sie hinter Ihren hohen Maßstäben zurückbleiben? Und dann gleich noch einmal für das unpassende Schamgefühl selbst?

4.3 Folgen von Perfektionismus für das eigene Selbst

„Nobody ist perfect … my name is nobody." Es lohnt sich, ihn zwei Mal zu lesen, diesen Spruch, dessen Ursprung sich bis zu einem Italo-Wes-tern aus dem Jahr 1973 zurückverfolgen lässt. Zuerst hört man natürlich

Ein Niemand werden

diesen etwas größenwahnsinnigen Triumph des Spruchs heraus … aber ist da nicht noch mehr ausgesagt, zwischen Perfektion und Niemandentum? Droht der *erfolgreiche Perfektionist* sich vielleicht selbst durch seine Bemühungen in einen Nobody zu verwandeln? Geht seine besondere Individualität beim Streben nach Perfektion verloren, ein Stück seiner Freiheit, seiner Selbstbestimmung, seiner Vielseitigkeit? Was passiert also mit dem Selbst des Perfektionisten, wenn er seinen hohen Maßstäben hinterherjagt?

Selbstinstrumentalisierung

Perfektionisten gehen häufig in einer ganz spezifischen Weise mit sich um, um das Optimale zu erreichen, eine Weise, die oft als *Selbstinstrumentalisierung* (Müller 2010) bezeichnet wird. Sie verplanen ihre Zeit und ihre Kräfte manchmal Wochen im Voraus und setzen sich selbst ein *wie ein Ingenieur seine Maschine*. Manchmal hört man Perfektionisten darüber klagen, dass sie doch eigentlich nur noch „wie eine Maschine" seien, ein Präzisionsinstrument im Dienste perfekter Ergebnisse, und diese Vorstellungen von sich selbst als Maschine schleichen sich in Metaphern unglücklicher Perfektionisten ein, wenn sie „zu stark ausgelastet" sind oder „nicht mehr gut funktionieren". Sie wollen in den perfektionistischen Lebensbereichen wirklich Könner sein – aber es gibt viele Bereiche, in denen es seltsam wirkt, sich mit dem perfekten Funktionieren zufriedenzugeben. Wie steht es z. B. mit dem perfekten Kuss? „Man hat das Gefühl, daß bezogen auf das Küssen ziemlich wenig gewonnen ist, wenn die Auskunft, man könne es, erteilt wird" (Thomä 2007, S. 243). Das Küssen erschöpft sich einfach nicht im Können – man tritt nicht zurück mit Stolz und denkt: Gut gemacht! Das war wirklich fehlerlos! Etwas typisch Menschliches ginge dabei verloren. Man hätte wie eine Maschine einen Kuss absolviert.

Der normale moderne Selbstwert

Eine weitere Gefahr für das Selbst ist bei *klinischen Perfektionisten* aber vielleicht noch größer als die einer solchen Entfremdung. Man muss sich nur einmal den ganz üblichen und selbstverständlichen Umgang mit dem eigenen Selbstwert vergegenwärtigen: Geschieht nichts Gravierendes, so gehen Individuen gewöhnlich davon aus, dass sie im Grunde anständige, tüchtige und erfolgreiche Menschen sind – solche behaglichen Grundeinstellungen zu sich selbst bewirken nicht nur eine großes Maß an Zufriedenheit, sie versorgen den Menschen zudem mit der übergreifenden Gewissheit, dass die Dinge schon gut für einen ausgehen werden. So sollen sich z. B. 80 % aller Autofahrer in Deutschland in Umfragen als bessere Autofahrer als die meisten anderen einschätzen, ganz unabhängig von der statistischen Unmöglichkeit. Es herrscht allenthalben also eine mild positive Verzerrung in der Selbstbewertung – und tendenziell wird unter Psychologen angenommen, dass diese leichte Selbstüberschätzung normal und sogar empfehlenswert ist: Ein *intakter Selbstwert* dieser Art ist also in Maßen hoch und auch *stabil* – ein stark schwankender Selbstwert gilt dagegen als belastend und letztlich ungesund.

Instabiler perfektionistischer Selbstwert

Aber gerade mit diesem intakten und stabilen Selbstwert haben *klinische Perfektionisten* so ihr Problem: Ihr Selbstwert ist stark erfolgsabhängig, hängt von dem Erreichen ihrer hohen starren Maßstäbe ab (▶ Kap. 1). Ein solcher *konditionaler oder abhängiger Selbstwert* findet sich auch unter dem Begriff „earning self-esteem" (Koivula et al. 2002, S. 867) – es ist der Selbstwert, den man glaubt zu verdienen. Perfektionisten setzen mit dem Erfolg ihrer Handlungen also sozusagen ihr ganzes Ich aufs Spiel. Die Folge ist ein ausgesprochen instabiler, fluktuierender, empfindlicher Selbstwert, abhängig vom oft sehr zufälligen Gang der Ereignisse. Es kommt bei Misserfolg zu einer schroffen Abwertung derjenigen Person, die gegen die eigenen Ansprüche zurückgeblieben ist, zumeist der eigenen – hörbar in Überzeugungen wie „Einen Fehler machen ist fast genauso schlimm, wie komplett zu versagen".

Ein solcher Verlust des Selbstwerts bei einem Misserfolg bedeutet aber nicht allein, sich als „Versager" anzusehen. Mit dem dabei schwindenden Selbstvertrauen geht nicht nur ein Gefühl von Selbstgewissheit angesichts der Herausforderungen des Lebens verloren und damit der beruhigende Eindruck, Kontrolle über das eigene Leben zu haben. Auch eine grundsätzliche *Selbstachtung* schwindet – es schwindet der Eindruck, einen Anspruch darauf zu haben, die eigenen Ziele geltend zu machen und die Früchte eigener Anstrengungen zu genießen – letztlich „dass man es wert ist, glücklich zu sein" (Branden 2014, S. 16). Hier verwandelt ein Misserfolg einen Perfektionisten wirklich in einen Niemand. An dieser Vorstellung wird die Brisanz eines perfektionistischen Selbstwerts besonders deutlich. Bedenkt man den Preis eines Misserfolgs, nämlich den eigenen inneren Kompass, in einer individualistischen Welt zurechtzukommen, zu verlieren, ist es kein Wunder, dass Perfektionisten ins Aufschieben geraten – aber dadurch kommt es zu einer deutlichen Einschränkung der eigenen Lebensmöglichkeiten, der überall beteiligte Selbstwert wird zum Korsett der eigenen Lebensführung.

Rekapitulieren Sie doch kurz, welche Auswirkungen Ihr eigenes Perfektionismus-Profil auf Ihren Selbstwert hat.

Verlust der Selbstachtung

Bestandsaufnahme über die Folgen des eigenen Perfektionismus 3

1. Erwischen Sie sich öfters dabei, Ihre hohen Maßstäbe mehr wie eine Maschine als wie ein Mensch zu verfolgen – mit sich selbst umzugehen wie ein Ingenieur, alles durchgeplant, akribisch und nur noch auf wenige Lebensbereiche begrenzt?
2. Bricht beim Verfehlen Ihrer Maßstäbe gelegentlich mehr als eine Welt zusammen – haben Sie den tiefen Eindruck, nicht nur mit der Welt und ihren Anforderungen gar nicht fertig zu werden, sondern sprechen Sie sich auch das Recht ab, überhaupt noch nach Ihren eigenen Zielen, Ihrem Glück streben zu dürfen? Empfinden Sie so, als hätten Sie in diesen Momenten das Recht darauf verwirkt?

4.4   Und die Liebe? Perfektionismus und die Folgen für die Partnerschaft

Geringere
Beziehungszufriedenheit bei
Perfektionisten

Klinischer Perfektionismus hat aber nicht nur individuelle, sondern auch zwischenmenschliche Auswirkungen – so besteht die Gefahr, dass er auch Liebesbeziehungen beeinträchtigt. Denn auch in diesem Lebensbereich regieren schnell hohe und starre Maßstäbe: Etwa 25 % der befragten Perfektionisten einer Umfrage gaben an, auch perfektionistisch in ihren Partnerschaften zu sein (Stoeber u. Stoeber 2009): Sowohl *außengerichteter Perfektionismus* (OOP), der also von der Partnerin oder dem Partner Vollkommenheit erwartet, also auch *sozialer Perfektionismus* (SPP), bei dem die Befragten annehmen, dass Partner oder Partnerin von ihnen Perfektion erwarten, waren dabei mit einer geringeren Beziehungszufriedenheit verbunden – die Zufriedenheit mit dem Partner fiel dabei ebenso niedrig aus wie die sexuelle Zufriedenheit. Beide Formen von Perfektionismus haben also negative Auswirkungen auf die Beziehungsqualität: Zu glauben, der Partner erwarte Perfektion von einem, aber auch diese selbst vom Partner zu erwarten, bringt für eine Partnerschaft nichts Gutes mit sich.

Probleme mit der Partnerwahl

Ärger, Streit und Intoleranz sind also keine Seltenheit in den Partnerschaften von Perfektionisten. Aber die Probleme mit Liebe und Partnerschaft beginnen möglicherweise für Perfektionisten schon früher: Die hohen starren Maßstäbe des Perfektionismus können schon *Partnerwahl und langfristige Bindung* innerhalb einer Liebesbeziehung erschweren, gerade wo durch das Internet der Heiratsmarkt zu einem Übermaß an Wahlmöglichkeiten aufgeblasen worden ist. Für Perfektionisten potenziert sich möglicherweise hier ein Problem, das alle anderen Zeitgenossen auch betrifft: Kommt nämlich dieses große Angebot mit einer *perfektionistischen Wahlstrategie,* sich nur mit dem absolut Besten zufrieden zu geben, zusammen, dann blockiert die wachsende Zahl von Optionen die Bindung an eine einzige Person – der Perfektionist wählt nicht mehr den oder die Erste, die ihn anspricht, sondern sucht weiter nach dem Besten, dessen Profil er nur bisher vielleicht noch nicht gelesen hat. Und selbst bei einer eingegangenen Partnerschaft verzichten Perfektionisten mit dem Anspruch nach dem absolut besten Partner selten auf weitere Chancen – stattdessen bleiben sie weiterhin auf der Suche nach dem oder der noch Besseren (Illouz 2012).

Rekapitulieren Sie für einen Augenblick die Auswirkungen des Perfektionismus auf Ihre bisherigen Partnerschaften.

> **Bestandsaufnahme über die Folgen des eigenen Perfektionismus 4**
>
> 1. Erwarten Sie oft von Ihrem Partner oder Ihrer Partnerin, dass diese Ihren eigenen hohen Maßstäben entsprechen? Und reagieren Sie mit Ärger oder Enttäuschung, wenn dies nicht der Fall ist?

2. Sind Sie häufig davon überzeugt, Ihr Partner oder Ihre Partnerin habe besonders hohe Ansprüche an Sie, die Sie unbedingt erfüllen müssen? Wie groß ist die Anspannung, die dadurch bei Ihnen entsteht?

3. Ist es Ihnen im Laufe Ihrer Beziehungsgeschichte öfters passiert, dass Sie sich einfach nicht auf jemanden festlegen konnten, weil Sie unsicher waren, ob nicht noch eine andere oder ein anderer Ihnen besser entsprechen würde? Erwischen Sie sich dabei, auch innerhalb einer Beziehung weiter die Augen offen zu halten, ob Ihnen nicht doch noch jemand begegnet, der Ihnen mehr entspricht?

4.5 Perfektionismus, der Körper und der Stress

Perfektionisten sterben früher, so zumindest eine erste Langzeitstudie – und auch nachdem andere bekannte Faktoren, die für die Lebenserwartung eine Rolle spielen, berücksichtigt worden sind. Sicher, solche Ergebnisse muss man erst einmal mit Vorsicht genießen. Die Autoren der Studie vermuten aber einen Zusammenhang mit dem dauerhaft höheren Stressniveau von Perfektionisten: Ständig damit beschäftigt zu sein, Perfektion in wichtigen Lebensbereichen nicht verfehlen zu dürfen bei gleichzeitig unsicherem Ausgang sorgt für einen durchgängigen Anspannungszustand (Flett et al. 2012).

Stress und Perfektionismus – da haben sich wirklich zwei gefunden: Gleich auf mehrfache Weise erleben Perfektionisten mehr Stress als andere Menschen. Erstens kreieren gerade *klinische Perfektionisten* selbst mehr Stress durch ihren „unrealistic approach to life" (Flett u Hewitt 2002, S. 259): Ihre hohen starren Maßstäbe und ihre Neigung, sich und andere dauernd zu bewerten, erzeugt beständig eine Art Prüfungssituation mit der sie begleitenden Anspannung. Perfektionisten neigen zudem dazu, alle Ereignisse, die ihren gerade zu erreichenden Zielen in die Quere kommen, nicht als überraschende oder neutrale Gelegenheiten, sondern als Störungen zu deuten – und so erleben sie mehr kleine alltägliche Ärgernisse als andere Menschen. Drittens nehmen sie häufiger als perfektionismusfreie Menschen zukünftige Stressumstände lange vor dem Eintreten vorweg: Sie haben die Tendenz, Versagen oder Belastungen früh auf sich zukommen zu sehen und dann emotional darauf so zu reagieren – so als sei das Antizipierte bereits eingetroffen. Viertens verlängern Perfektionisten ihr Stresserleben durch ungünstige Bewältigungsstile wie ein langes Grübeln über Misserfolge. Schließlich besitzen Perfektionisten eine besondere Empfindlichkeit gegenüber belastenden Lebensepisoden – sie haben es schwer, Versagen zu akzeptieren und zeigen stark negative Reaktionen, wenn etwas schiefgeht. Kein Wunder also, dass bei ihnen Stress schnell chronisch wird … und vielleicht sogar ihr Leben verkürzt. Durch diese enge

Die geringere Lebenserwartung von Perfektionisten

Gestresste Perfektionisten

Beziehung zwischen Perfektionismus und Stress ist bei Perfektionisten auch von einem größeren Risiko für ein Burnout auszugehen, dessen Häufigkeit in den letzten Jahren zugenommen hat: Empirische Studien legen nahe, dass in Deutschland bereits 10 % der Bevölkerung eine schwere oder chronische Burnoutsymptomatik aufweisen, in manchen Berufsbereichen, wie den Lehr- oder Pflegeberufen, sogar bis zu 30 % (Rosa 2016).

Häufigere körperliche Beschwerden

Es kann auch nicht wirklich überraschen, dass Perfektionisten häufiger über Probleme mit ihrer körperlichen Gesundheit klagen – vor allem über Schlaflosigkeit, aber auch über Erschöpfung und allgemeine Anspannung. Das gilt vor allem für *sozialen Perfektionisten*, aber in geringerem Ausmaß auch für *selbstgerichtete Perfektionisten*. Sozialer Perfektionismus und Klagen über die körperliche Gesundheit hängen dabei vor allem bei Frauen zusammen – gerade für sie scheint es gesundheitlich bedenklich zu sein, wenn sie vermuten, sich an hohen Ansprüchen anderer Menschen orientieren zu müssen (Saboonchi u. Lundh 2003).

Schönheitsoperationen

Körperformung gehört heute zum normalen Alltag: Schon 2006 waren in Deutschland 7 Millionen Menschen Mitglied in einem Fitness-Studio, das sind 8,5 % der Bevölkerung. Und laut einer Umfrage können sich 51 % der dort interviewten Frauen vorstellen, eine Schönheitsoperation vornehmen zu lassen (Fleig 2008). Perfektionisten erheben den ehrgeizigen Anspruch auf Selbstverbesserung ihrem eigenen Körper gegenüber wahrscheinlich häufiger als andere Menschen – ein Zugriff, der nicht bei regelmäßigen Diäten und Jahreskarten für Fitness-Studios Halt macht: Perfektionismus war auch in einer Gruppe von Frauen, die sich einer *Schönheitsoperation* unterzogen hatten, signifikant stärker ausgeprägt als in einer Kontrollgruppe. Außerdem erhöht Perfektionismus die Wahrscheinlichkeit, sich in Zukunft Schönheitsoperationen zu unterziehen. Möglicherweise sind gerade *soziale Perfektionistinnen* für medial vermittelte Schönheitsideale bezüglich körperlicher Perfektion besonders sensibel und akzeptieren diese von außen an sie herangetragenen Maßstäbe schneller als andere (Sherry et al. 2007).

Rekapitulieren Sie doch einmal, ob Ihr Perfektionismus Auswirkungen auf Ihren Körper hat. Wie sieht es z. B. mit Ihrem Stressniveau aus?

Bestandsaufnahme über die Folgen des eigenen Perfektionismus 5

1. Fühlen Sie sich durch ihre hohen Ambitionen häufig wie in einer Prüfungssituation und erleben die entsprechende Anspannung?
2. Kommt Ihnen ständig etwas dazwischen? Bewerten Sie also häufig zufällige Ereignisse als Hindernisse auf dem Weg zu Ihren hohen Maßstäben, die Sie gerade an Ihr Handeln anlegen? Sind sie entsprechend häufig genervt?

3. Machen Sie sich schnell Vorschuss-Sorgen? Beschäftigen Sie sich häufig schon vorweg damit, was Ihnen in Zukunft bei einem Ihrer Vorhaben dazwischenkommen könnte? Was schiefgehen könnte?
4. Grübeln Sie lange nach, warum Sie einen Maßstab verfehlt haben und machen sich dabei viele Selbstvorwürfe?
5. Fällt es Ihnen besonders schwer, ein Schiefgehen, ein Versagen zu akzeptieren?

4.6 Psychische Krankheiten und Perfektionismus

Perfektionismus, auch *klinischer Perfektionismus*, ist natürlich keine Krankheit – er ist eine innere Einstellung, eher eine Art Persönlichkeitszug, der dadurch gekennzeichnet ist, sich nur mit dem Besten zufrieden zu geben. Trotzdem gibt es eine enge Beziehung zu einer ganzen Reihe von psychischen Krankheiten: Jemand mit einer Zwangsstörung kann sich einfach erst von seinen Kontrollen losreißen, wenn er sie wirklich vollkommen und bestimmt fehlerfrei ausgeführt hat. Jemand mit sozialen Ängsten nimmt wie selbstverständlich an, dass die anderen von ihm ein souveränes, völlig fehlerfreies Auftreten erwarten – und ihn sonst womöglich verachten und auslachen werden. Eine magersüchtige Frau strebt nach einem perfekten Schlankheitsideal und zerfleischt sich selbst und ihre Disziplinlosigkeit, wenn sie es nicht erreicht. Weil Perfektionismus bei sehr vielen psychischen Krankheiten auftritt, spricht man inzwischen von ihm als von einem allgemeinen Risikofaktor für psychische Krankheiten (Yiend et al. 2011). Bei welchen Diagnosen findet sich nun am häufigsten die eine oder andere Form von Perfektionismus?

> Perfektionismus als Risikofaktor für psychische Krankheiten

4.6.1 Die perfekte Kontrolle – Zwänge

Zwänge bestehen aus quälenden Zwangshandlungen, die sich vor allem um Sauberkeit (besonders Händewaschen) wiederholte Kontrollen (Ist der Herd wirklich aus?) oder das Beibehalten einer bestimmten Ordnung drehen. Diese sogenannten Neutralisierungen sollen garantieren, dass sich eine möglicherweise gefährliche Situation nicht entwickeln kann – und solche Zwangshandlungen entwickeln sich oft zu einem regelrechten Ritual. Die Rituale sind dabei häufig sehr zeitaufwändig, können täglich mehrere Stunden in Anspruch nehmen und sind oft von großer Anspannung oder Angst begleitet. Perfektionismus findet sich vor allem bei Ordnungs- und Kontroll-, aber auch Waschzwängen. Gerade Reinigungs- und Kontroll-Rituale werden oft wiederholt und langwierig durchgeführt, weil die Betroffenen sich innerlich genötigt fühlen, diese Tätigkeiten perfekt, also vollkommen richtig und ohne Abweichung durchzuführen (Polman 2010).

Katastrophenperfektionismus bei Zwängen

Vor allem einen *Katastrophen-Perfektionismus* (▸ Kap. 3) findet man bei der Zwangsstörung. Zur Erinnerung: Perfektionismus wird hier definiert als die Überzeugung, *dass selbst kleine Fehler sehr ernste Konsequenzen haben werden.* Im Perfektionismus der Zwangsstörung finden sich also zwar auch die hohen und starren Maßstäbe, aber ein erfolgsabhängiger Selbstwert spielt keine besonders entscheidende Rolle. Stattdessen geht es um mögliche katastrophale Auswirkungen, wenn die angestrebte Perfektion nicht erreicht wird. Eine solche Konstellation liegt vor allem für Wasch- oder Kontrollzwänge auf der Hand: Schon kleine Fehler bei der Reinigung drohen gravierende Krankheiten nach sich zu ziehen, ebenso wird schnell befürchtet, dass jeder winzige Fehler bei der Kontrolle von Elektrogeräten im Haushalt gleich einen Brand mit sich bringt. Weil die Welt im Licht dieser übertriebenen Gefahreneinschätzung erscheint, wird Perfektionismus quasi zur Pflicht.

Unzufriedenheitsperfektionismus bei Zwängen

Aber auch eine zweite Form von Perfektionismus, die man vielleicht *Unzufriedenheitsperfektionismus* nennen kann, scheint bei Zwängen eine wichtige Rolle zu spielen – der Furor hoher und starrer Maßstäbe tritt hier als Alleinherrscher auf, wie man es vor allem bei Ordnungszwängen findet: Bei ihnen werden manchmal aufwändige Rituale ausgeführt, um z. B. das eigene Haar perfekt symmetrisch herzurichten oder Objekte im Haus genau richtig anzuordnen, wobei die ritualisierten Handlungen oft so lange wiederholt werden, bis wirklich alles passt. Ein solcher *Perfektionismus* findet sich auch gelegentlich bei Waschzwängen, wenn sie nicht von Krankheitsängsten getrieben werden, sondern allein vom Anspruch, die Dinge, die gereinigt werden, etwa CDs, in einem perfekten Zustand zu erhalten. Ziel ist dabei die perfekte Reinigung und ein Zustand vollkommener Sauberkeit, fern von allen Selbstabwertungen oder befürchteten Katastrophen.

4.6.2 Was werden die nur denken, wenn ich das nicht perfekt erledige – soziale Phobie

Sozialer Perfektionismus bei zwischenmenschlichen Ängsten

Die soziale Phobie ist eine ausgeprägte Furcht vor einer prüfenden Bewertung, einem kritischen Blick durch andere Menschen. Ständig scheinen die anderen etwas von einem zu erwarten und das eigene Verhalten sehr kritisch zu beobachten, was schnell zur Vermeidung sozialer Situationen führt. Unter Leuten kommt es häufig zu heftigen Angstsymptomen wie Erröten oder Händezittern, Übelkeit oder Drang zum Wasserlassen, die selbst schon wieder als peinlich erlebt werden, begleitet von der Sorge, andere könnten diese Symptome bemerken und ebenfalls bewerten. Umfassendere soziale Phobien sind in der Regel mit niedrigem Selbstwertgefühl und allgemeiner Furcht vor Kritik verbunden.

Gerade weil zum Perfektionismus auch die kritische Einschätzung eigener Fehler, der eigenen Person insgesamt gehört, liegt eine Verbindung zur sozialen Phobie nahe, ist doch die Angst vor negativer Bewertung (durch andere Personen) eines ihrer zentralen Züge. Folglich findet sich bei der sozialen Phobie besonders ein *sozialer Perfektionismus*, der davon ausgeht, dass andere Menschen sehr hohe Erwartungen an die bedauernswerten Perfektionisten haben. Perfektionismus kann möglicherweise auch das ausführliche Grübeln von sozial ängstlichen Personen erklären – Perfektionisten werden sehr nachdenklich bezüglich des eigenen Auftritts, wenn sie glauben, Fehler gemacht zu haben und annehmen, dass die anderen Perfektion von ihnen erwarten. Trotzdem zeigen beileibe nicht alle Sozialphobiker einen belastenden Perfektionismus: Bei etwa 23 % findet er sich gar nicht (Lundh et al. 2008).

4.6.3 Schon wieder nicht erreicht, was ich wollte – Depressionen

Bei einer Depression leiden die Betroffenen vor allem unter einer dauerhaft gedrückten Stimmung und dem Schwinden von Antrieb und Aktivität. Die Fähigkeit zu Freude, das Interesse und die Konzentration gehen zurück und ausgeprägte Müdigkeit kann nach jeder kleinsten Anstrengung auftreten. Der Schlaf ist meist gestört, der Appetit vermindert. Selbstwertgefühl und Selbstvertrauen sind ebenfalls fast immer beeinträchtigt – sogar bei einer leichten Ausprägung treten Schuldgefühle oder Gedanken über eigene Wertlosigkeit auf.

Klinischer Perfektionismus bei Depression

Die Verbindung zwischen depressiven Stimmungen und dem, was man heute Perfektionismus nennt, einem Streben nach Vollkommenheit, ist schon sehr früh aufgefallen. Für die berühmte französische Enzyklopädie, die Denis Diderot und andere im 18. Jahrhundert herausgaben, ist die Melancholie durch ein beständiges Gefühl von Unvollkommenheit gekennzeichnet. Sie entstehe als Folge „bestimmter Vorstellung von Vollkommenheit, welche wir weder bei uns selbst noch bei den anderen, weder in den Dingen und Freuden noch in der Natur finden" (Sillem 1997, S. 117). Und so charakterisieren heute noch Psychotherapeuten die Betroffenen depressiver Episoden: „Viele Depressive vergleichen sich mit jemandem, dem ständig hundertprozentige Spitzenleistungen gelingen – und das fast mühelos. Nur selten beschäftigen sie sich mit dem ganzen Leistungsspektrum, das auch normale und unterdurchschnittliche Leistungen umfasst. Oft messen sich Menschen, die zum Perfektionismus neigen, an der besten Leistung, die sie jemals erbracht haben" (Leahy 2007, S. 268). In der Folge grübeln sie schier endlos darüber nach, ein Versager zu sein, weil sie nicht erreichen, was sie sich vorgenommen haben. Umgekehrt ist es nicht überraschend, dass Perfektionisten von depressiver Stimmung berichten – schon weil stundenlanges Perfektionsstreben und ewiger Aktivismus irgendwann zu Erschöpfung und trüber Stimmung führen.

Bei der Depression findet sich vor allem ein „klassischer" *klinischen Perfektionismus* mit seiner Kombination von hohen und starren Ansprüchen, verbunden mit einer globalen Selbstabwertung, wenn die eigenen Maßstäbe nicht erreicht werden. Doch auch *sozialer Perfektionismus*, also sich den hohen Maßstäben anderer ausgeliefert zu fühlen, spielt eine bedeutende Rolle bei der Depression.

4.6.4 Idealgewicht? – Essstörungen

Erfolgreiches
Perfektionsstreben bei der
Anorexie

Die Magersucht oder Anorexie ist durch einen selbst herbeigeführten Gewichtsverlust charakterisiert. Die Angst vor einem dicken Körper und einer schlaffen Körperform treibt die Betroffenen wie eine tief verwurzelte fixe Idee an und sorgt dafür, dass die Betroffenen eine sehr niedrige Gewichtsschwelle für sich selbst als Ziel festlegen. Am häufigsten tritt diese Störung bei heranwachsenden Mädchen und jungen Frauen auf. Zu den Symptomen gehören eingeschränkte Nahrungsauswahl, übertriebene körperliche Aktivitäten, selbstinduziertes Erbrechen und Abführen sowie der Gebrauch von Appetitzüglern und Diuretika. Bei der Bulimie kommt es bei einer ähnlichen starken Angst vor Gewichtszunahme und Diäten zudem zu wiederholten Anfällen von Heißhunger, was zu einem Wechsel von Essanfällen und Erbrechen führt. Viele psychische Merkmale dieser Störung ähneln denen der Anorexie, so die übertriebene Sorge um Körperform und Gewicht. Gegenwärtig nehmen Forscher für die Betroffenen der verschiedenen Essstörungen eine gemeinsame zentrale Pathologie an (Fairburn et al. 2003). Es ist die Überbewertung von Gewicht und Erscheinung: Der Selbstwert wird fast ausschließlich über diese beiden Themen bestimmt anstatt über die eigenen Handlungen in weiter gestreuten Lebensbereichen. Die perfektionistischen Maßstäbe richten sich bei den Essstörungen natürlich vor allem auf diese Bereiche von Gewicht und Figur.

Manchmal, wenn sie mit ihrem Frühstück, einem Glas Wasser, in der Küche steht, dann gönnt sich Frau U. einen kleinen Moment Zufriedenheit. Das mit dem Gewicht, das hat sie wirklich gut hingekriegt, auch wenn sonst so viel in ihrem Leben nicht nach Wunsch gelaufen ist. Seit vielleicht einem Jahrzehnt wusste sie fast auswendig, was sie dafür zu tun oder zu lassen hatte. Da machte ihr wirklich niemand etwas vor. Sicherlich ist da in ihr manchmal diese Angst, dick zu werden, aber auf ihre Gewissenhaftigkeit kann sie sich letztlich derart sicher verlassen, dass die Souveränität deutlich überwiegt. Komisch eigentlich, ihr ist doch sonst so wichtig, dass alles in Ordnung, also normal ist – und ihr Gewicht ist es offenkundig nicht. Sie musste nur in die Gesichter der anderen Kunden beim Einkaufen blicken. Aber hier ist es ihr einfach ganz egal. Sie gönnt sich schnell noch einen weiteren Tropfen Triumphgefühl, bevor sie sich an die Arbeit macht.

Bei den *Essstörungen* findet sich, wie bei der Depression, vor allem ein typischer *klinischer Perfektionismus* – selbst gesetzte hohe und starre Maßstäbe treffen auf eine starke Abhängigkeit des eigenen Selbstwerts von ihrem Erreichen. Aber *sozialer Perfektionismus*, die scheinbar extremen Erwartungen anderer bezüglich der eigenen Erscheinung (versinnbildlicht in medial vorgeführten Schlankheitsidealen), spielt ebenfalls eine große Rolle. Wo es bei der Depression aber um das Scheitern am eigenen Perfektionismus (und die folgende Selbstabwertung) geht, bei Zwangsstörung und sozialer Phobie um die Unsicherheit, ob man die hohen und starren Maßstäbe wirklich erfüllen kann, besteht das Problem zumindest der Anorexie gerade im erfolgreichen Erfüllen ihrer perfektionistischen Ansprüche. Für sie gilt wirklich: „Das Schlimmste, was einem Perfektionisten passieren kann, ist fortwährender Erfolg" (Ijzermans u. Bender 2013, S. 96).

Neben den konkreten negativen Folgen, die Perfektionisten das Leben schwer machen können, wie Erschöpfung, Aufschiebeverhalten, quälende Schamgefühle oder erhöhter Stress, gibt es also auch eine ganze Reihe psychischer Störungen, die ebenfalls eng mit Perfektionismus zusammenhängen. Liegt eine davon vor, sind Perfektionisten sicher gut beraten, sich neben einem Selbsthilfeprogramm zur Veränderung des eigenen Perfektionismus auch um eine unterstützende Psychotherapie zu bemühen.

Literatur

Branden N (2014) Die 6 Säulen des Selbstwertgefühls. Erfolgreich und zufrieden durch ein starkes Selbst. Piper, München.

Egan SJ, Wade TD, Shafran R, Antony MM (2014) Cognitive-behavioral treatment of perfectionism. Guilford, New York

Fairburn CG, Cooper Z, Shafran R (2003) Cognitive behaviour therapy for eating disorders: a „transdiagnostic" theory and treatment. Behavior Research and Therapy, 41: 509–528

Fleig A (2008) Nabelschau – Fitness als Selbstmanagement in John von Düffels Romansatire EGO. In: Villa P-I (Hrsg) (2008) schön normal. Manipulationen am Körper als Technologien des Selbst. transcript, Bielefeld, S. 85–98

Flett GL, Hewitt PL (Eds) (2002) Perfectionism: Theory, research, and treatment. APA, Washington, DC

Flett GL, Molnar DS, Nepon T, Hewitt PL (2012) A mediational model of perfectionistic automatic thoughts and psychosomatic symptoms: The roles of negative affect and daily hassles. Personality and Individual Differences, 52: 565–570

Illouz E (2012) Warum Liebe weh tut. Eine soziologische Erklärung. Suhrkamp, Berlin

Ijzermans T, Bender R (2013) Wie mache ich aus einem Elefanten wieder eine Mücke? Mit Emotionen konstruktiv umgehen. Hogrefe, Göttingen

Jacquet J (2015) Scham. Fischer, Frankfurt aM

Koivula N, Hassmen P, Fallby J (2002) Self-esteem and perfectionism in elite athletes: Effects on competitive anxiety and self-confidence. Personality and Individual Differences, 32: 65–875

Leahy R (2007) Techniken kognitiver Therapie. Junfermann, Paderborn

Lundh L-G, Saboonchi F, Wangby M (2008) The role of personal standards in clinically significant perfectionism. A person-oriented approach to the study of patterns of perfectionism. Cognitive Therapy and Research 32: 333–359

Müller O (2010) Zwischen Mensch und Maschine. Vom Glück und Unglück des Homo faber. Suhrkamp, Berlin

Polman A (2010) Dysfunctional beliefs in the understanding and treatment of obsessive-compulsive disorder. Parnassia Bravo Groep, Den Haag

Rosa H (2016) Resonanz. Eine Soziologie der Weltbeziehung. Suhrkamp, Berlin

Saboonchi F, Lundh L-G (2003) Perfectionism, anger, somatic health, and positive affect. Personality and Individual Differences, 35: 1585–1599

Sherry SB, Hewitt PL, Flett GL, Lee-Baggley DL (2007) Perfectionism and undergoing cosmetic surgery. European Journal of Plastic Surgery, 29: 349–354

Sillem P (Hrsg) (1997) Melancholie oder Vom Glück, unglücklich zu sein. dtv, München

Stoeber J, Stoeber FS (2009) Domains of perfectionism: Prevalence and relationships with perfectionism, gender, age, and life satisfaction. Personality and Individual Differences, 46: 530–535

Stoeber J, Yang H (2010) Perfectionism and emotional reactions to perfect and flawed achievements: Satisfaction and pride only when perfect. Personality and Individual Differences, 49: 246–251

Tangney JP (2002) Perfectionism and the self-conscious emotions: Shame, guilt, embarrassment, and pride. In: Flett GL, Hewitt PL (Hrsg) Perfectionism. Theory, research, and treatment. APA, Washington, S. 199–216

Tangney JP, Dearing RL (2002) Shame and guilt. Guilford, New York

Thomä D (2007) Lebenskunst zwischen Könnerschaft und Ästhetik. Kritische Anmerkungen. In: Kersting W, Langbehn C (Hrsg) Kritik der Lebenskunst. Suhrkamp, Frankfurt, S. 237–260

Yiend J, Savulich G, Coughtrey A, Shafran R (2011) Biased interpretation in perfectionism and its modification. Behaviour Research and Therapy, 49: 892–900

Selbsthilfe bei klinischem Perfektionismus

© Springer-Verlag GmbH Deutschland 2017
N. Spitzer, *Perfektionismus überwinden*,
DOI 10.1007/978-3-662-53186-0_5

5

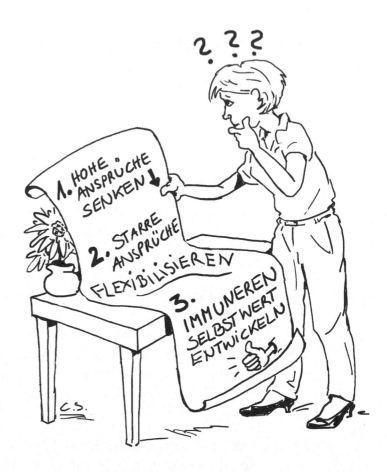

Die Baustellen des klinischen
Perfektionismus

Bis hierher haben Sie sich ein Bild über die verschiedenen Aspekte und
Formen des eigenen Perfektionismus machen können – und ebenso
über die verschiedenen psychischen (und körperlichen) Probleme, die
Perfektionismus mit sich bringen kann. Es kann nun also damit losge-
hen, *die belastenden Aspekte des Perfektionismus* zu ändern – aber halt!
Zu Beginn lohnt es sich, noch einmal kurz zu rekapitulieren, was denn
nun eigentlich geändert werden soll.

5.1   Flexiblere Maßstäbe und stabilerer Selbstwert

Die drei Facetten des klinischen
Perfektionismus

Erinnern Sie sich noch einmal kurz an die drei Bausteine eines belastenden *klinischen Perfektionismus* (▶ Kap. 1): Da sind zuerst einmal die
ehrgeizigen, sehr hohen Ansprüche oder Maßstäbe, die von Außenstehenden gewöhnlich als übertrieben oder unnötig angesehen werden.
Aber diese *Maßstäbe* sind nicht nur hoch, sondern zusätzlich *sehr starr:*
Selbst bei erkennbar negativen Folgen können klinische Perfektionisten
von diesen Maßstäben nicht ablassen. Sie werden als so fordernd und
zwingend erlebt, dass sie trotz erkennbar hoher Kosten weiterverfolgt

werden. Diese hohen Ansprüche können dabei von sich selbst gefordert werden, aber auch von anderen, oder aber Perfektionisten können der mehr oder weniger realistischen Vermutung unterliegen, dass andere Menschen so hohe Ansprüche an sie haben (▶ Kap. 3).

Aber dieses Gebilde der eigenen Maßstäbe macht noch nicht den ganzen klinischen Perfektionismus aus. Zusätzlich liegt ein *erfolgsabhängiger Selbstwert* vor: Der Wert der ganzen eigenen Person, die ganze Selbstachtung, wird größtenteils an der Fähigkeit, diese Maßstäbe zu erfüllen, am Erfolg, gemessen. Handelt es sich nicht um einen solchen *Selbstwertperfektionismus*, sondern einen *Katastrophenperfektionismus* (▶ Kap. 3), dann wird von dem Erreichen hoher Maßstäbe nicht die eigene Selbstachtung, sondern die eigene Sicherheit abhängig gemacht – nur wenn ich die hohen Maßstäbe erfülle, dann bleiben befürchtete katastrophale Folgen aus.

Ob jedoch die sehr ehrgeizigen Ansprüche an sich selbst unbedingt gesenkt werden müssen, um die Belastungen eines klinischen Perfektionismus zu reduzieren – das ist zumindest unter den Psychologen, die sich mit Perfektionismus beschäftigen, heftig umstritten. Gerade die hohen Maßstäbe gelten vielen als gesunder Ehrgeiz, ein durchaus positiv zu sehendes Exzellenzstreben mit vielen Vorteilen: „Hohe Ideale machen eine beeindruckende Persönlichkeitsentwicklung möglich. […] Je höher das selbstgewählte SOLL, desto mehr kann der Mensch wachsen und reifen" (Bonelli 2014, S. 104). Man muss nur an Leistungssportler oder professionelle Musiker denken: Es werden von ihrer Umwelt außergewöhnliche Leistungen von ihnen erwartet und die Athleten erwarten diese üblicherweise auch von sich selbst – schließlich gilt allgemein die Überzeugung, dass Perfektionsstreben für besondere Leistungen essentiell ist und allein diese Einstellung mit der Zeit zu Bestleistungen führt. Und wie im Sport, so auch im Alltag: Parallel zum Aufkommen einer *Optimierungsgesellschaft* (▶ Kap. 2) hat sich die Vorstellung eines *positiven Perfektionismus* (▶ Kap. 3), der für jeden vorteilhaft ist, etabliert. Die meisten Forscher und Psychologen, die sich mit Perfektionismus auseinandersetzen, folgen nun dieser Linie: Wie der Einzelne mit seinen ehrgeizigen Maßstäben verfährt, sie beibehält und pflegt, oder sich daran macht, sie zu senken (▶ Kap. 6–12) – das ist vor allem Privatsache. Mehr noch: Das Streben nach Exzellenz wird sogar von Vertretern des positiven Perfektionismus als eine vorteilhafte Sache gesehen.

Zwei Ansatzpunkte für Veränderungsbedarf bleiben also beim klinischen Perfektionismus: die unbewegliche Rigidität der hohen Maßstäbe und der erfolgsabhängige und damit labile Selbstwert. Die folgenden Methoden zur *Selbsthilfe bei belastendem Perfektionismus* nehmen sich genau diese Aspekte vor. Wie kann ein Perfektionist also lernen,

1. flexibler nach hohen Maßstäben zu streben (▶ Abschn. 5.2) und
2. den eigenen Selbstwert weniger abhängig vom Erreichen der hohen Ansprüche und Ziele zu machen (▶ Abschn. 5.3)?

Ehrgeizige Maßstäbe dürfen bleiben

Die Ziele bei klinischem Perfektionismus

5.2   Die Ambitionen und Maßstäbe elastischer machen

Perfektion von sich gnadenlos fordern

Ich *muss unbedingt* fehlerlos bleiben, die absolut beste Leistung abliefern, die nur irgendwie möglich ist … *komme, was da wolle!* Klinische Perfektionisten offenbaren in solchen Gedanken eine Art inneren Absolutismus: Sie *fordern* von sich selbst perfekte Leistungen – sie *wünschen* sie sich nicht einfach nur dringend. Ihre hohen Maßstäbe sind sozusagen drängende, Erfüllung befehlende Imperative, die keine Wahl lassen und autoritär Gehorsam einfordern.

Eine tyrannische Selbstbeziehung

Wie geht hier ein Perfektionist eigentlich mit sich selber um? In solchen herrischen Forderungen enthüllt sich *eine tyrannische Selbstbeziehung*: eine Seite befiehlt, die andere hat zu gehorchen, steht unter dem schweißtreibenden Druck, noch das Unmögliche irgendwie möglich zu machen. Unter den strengen Augen des eigenen autoritären Ichs sieht der Perfektionist sich mit ehrgeizigen Ansprüchen konfrontiert und empfindet sich – wenn er sie nicht erfüllt – als mangelhaft und minderwertig. Im normalen Alltag ist das nichts Ungewöhnliches: Beständig sagen sich Menschen, was passieren *muss*, wie jemand sein *sollte* oder was auf keinen Fall sein *darf* – eine seltsame Mischung von Erwartungen und Wünschen, die sich auf die eine oder andere Art verfestigt haben. Solche Forderungen enthalten zudem oft eine Prise magisches Denken – sie sind ein Versuch, das, was unbedingt sein muss, durch gedankliches Beharren herbeizuzwingen. Wer kennt nicht den Schlüsselsatz dieser Illusion: Wenn du es nur richtig willst, dann schaffst du es auch! Leider ist ein solcher magischer Gedankenzauber der Wirklichkeit völlig gleichgültig. Er erhört mehr den Stress als die Erfolgswahrscheinlichkeit.

Should Statements und Musturbationen

Eine solche starre Forderung nach Perfektion nimmt im Denken vor allem die Gestalt von Aussagen an wie: Ich *muss* es unbedingt schaffen! Ich *sollte* es wirklich erreichen! *Ich darf auf keinen Fall* daran scheitern! Im Englischen spricht man bei solchen Überzeugungen auch von *Should Statements*. Unnachahmlich treffsicher hat der amerikanische Psychologe Albert Ellis, Begründer der *Rational-Emotiven Verhaltenstherapie* (REVT), solche Forderungen als *Musturbationen* bezeichnet, um ihre starke Selbstbezogenheit und Starre besonders herauszustellen – was im Englischen noch etwas anzüglicher klingt.

Der flexible Perfektionist

Das Gegenteil solcher tyrannischen Forderungen sind ehrgeizige Maßstäbe, die aber mit einer gewissen Flexibilität angegangen werden. *Flexibilität der Maßstäbe* bedeutet im Kern, dass man zwar nicht aufhört, ehrgeizige Ziele zu verfolgen, sich aber im Nachhinein auch damit arrangieren kann, sie nicht ganz erreicht zu haben – und dabei in der Lage ist, das Gute am Erreichten zu sehen und wertzuschätzen: nach Perfektion streben, ja, aber Abweichungen von der Perfektion akzeptieren und ertragen können. Sobald *flexible Perfektionisten* mit dieser Grundhaltung sehen, dass die Kosten für das Erreichen ihrer hohen Ansprüche einfach exorbitant hoch sind – wenn sie z. B. in sechs Stunden Extraarbeit ein um nur ein nur minimal besseres Ergebnis erreichen können –, dann sind sie in der Lage, davon abzulassen und die ausbleibende Erfüllung ihrer Wünsche nach Perfektion zu akzeptieren. Zähneknirschend und nicht begeistert natürlich, aber immerhin …

Der Knackpunkt bei dieser Flexibilität ist eine andere Einstellung zur Welt, die das Wunschdenken in den eigenen Gedanken nicht ganz leugnet – ein wenig Größenwahn und Überforderung gehört sozusagen zum modernen Leben dazu, wenn man beide nur mit lockerer Hand zu führen versteht. Menschen können danach unbeschadet die Sterne vom Himmel herunterwünschen und ferne Ziele für sich formulieren, angetrieben von idealistischer Utopie, naiver Träumerei oder kindlicher Grandiosität. Solange sie ihre Ziele nicht mit der Realität verwechseln und die Gewissheit bewahren, dass sie weder Recht noch Garantie auf deren Verwirklichung in der Welt besitzen, bleibt das ihre – vielleicht sogar positiv motivierende – Privatsache. Sie haben sich damit aus einer tyrannischen Selbstbeziehung gelöst, die von ihnen gnadenlos Perfektion fordert. Hier folgen einige Ratschläge für einen solchen inneren Tyrannenmord.

Ein geschickter Ehrgeiz

5.2.1 Schritt 1: Sich die eigenen inneren Forderungen nach Perfektion bewusst machen

Beihilfe zum Tyrannenmord

Vergegenwärtigen Sie sich vielleicht noch einmal Ihre Antworten auf die Fragen im ersten Kapitel: Was sind die Maßstäbe oder Ambitionen, die Sie befolgen *müssen*? Um dem fordernden Charakter eigener, an sich vielleicht durchaus sinnvoller Ideale die Härte zu nehmen, lohnt es sich, sie sich erst einmal konkret bewusst zu machen: Welche Leistungen wünscht sich Ihr *eigener innerer tyrannischer Perfektionist* nicht nur, sondern zwingt sie Ihnen auf? Bringen Sie sie für die weitere Arbeit in die Form konkreter *Should Statements*: Ich *sollte* niemals Zeit vergeuden, ich *sollte* immer mein Bestes geben, ich *sollte* noch härter arbeiten, ich *sollte* danach streben, mich immer zu verbessern.

Die eigenen perfektionistischen Should Statements

5.2.2 Schritt 2: Die Forderungen nach Perfektion kritisch hinterfragen

Wollten Sie auch immer schon mal einen Tyrannen so richtig in den Wahnsinn treiben? Dann diskutieren Sie mit ihm! Tyrannen, innere wie äußere, sind Befehl und Gehorsam gewohnt … und auf keinen Fall die ganz gewöhnliche demokratische Pflicht, wie alle anderen auch Rede und Antwort stehen zu müssen. Stellen Sie sich einmal ganz naiv und fragen Sie nach: Ich *muss*, aha … warum eigentlich? Ich *sollte also unbedingt* diese hohen Maßstäbe erfüllen, soso, aber was bringt mir das denn ein? Und hast du (wir sind ja hier, Tyrann, unter uns, nur wir, im gleichen Kopf … da duze ich dich der Einfachheit halber) schon mal an die Nachteile gedacht? Und kann ich dir und deinen Vorstellungen überhaupt trauen? Da verlasse ich mich wirklich lieber auf den gesunden Menschenverstand.

Vor- und Nachteile
perfektionistischer Forderungen

Bei einer solchen *Befragung der eigenen inneren Forderungen nach Perfektion* geht es vor allem um deren *lebenspraktischen Wert* – fördert oder behindert es das Erreichen von wichtigen Zielen, hohe Maßstäbe an sich anzulegen? Bringt die Aufrechterhaltung solcher Forderungen wirklich weiter? Oder hält sie womöglich von Wichtigem ab? Ergeben sich Vor- oder Nachteile daraus, so fordernd zu denken?

Das klingt nach einer einfachen Sache, aber gerade Perfektionisten haben häufig wie selbstverständlich erst einmal eine sehr positive Einstellung zum eigenen Perfektionismus: In einer Umfrage nahmen 23 % der befragten Perfektionisten an, ihr Perfektionsstreben habe nur positive Konsequenzen, und 22 %, er habe größtenteils positive Konsequenzen. 32 % sahen gemischte positive wie negative Konsequenzen, 12 % größtenteils negative Konsequenzen und nur 8 % nahmen ausschließlich negative Konsequenzen an (Slaney u. Ashby 1996): 77 % standen ihrem Perfektionismus also positiv oder ambivalent gegenüber! Dabei sieht die Realität durchaus anders aus: Bei einer anderen Umfrage eines Psychiaters in den USA unter 150 Handelsvertretern mit einem hohen Jahreseinkommen zeigten sich 40 % als Perfektionisten, aber dies brachte keine Vorteile für sie mit sich – ihnen ging es gesundheitlich weniger gut und sie waren beim Jahreseinkommen auch nicht erfolgreicher als ihre Kollegen (Ruthe 2003). Einige Vor- und Nachteile von starren hohen Maßstäben sind durchaus eine gründlichen Begutachtung wert:

1. Fördern starre hohe Maßstäbe eher die Produktivität oder senken sie die dauerhafte Leistungsfähigkeit durch körperliche und psychische Belastung?

Ich *muss* von mir *das Beste fordern,* nur so kann ich Höchstleistungen erreichen! Das wird wahrscheinlich der am häufigsten genannte Vorteil sein, den man von Perfektionisten zur Verteidigung ihrer starren ehrgeizigen Ansprüche hören kann. Viele Menschen nehmen an, dass ihre Leistungen nachlassen, wenn sie nicht mehr absolut hohe Leistungen von sich fordern. Sie vermuten, dass sie dann nicht mehr mit der gleichen Motivation an die Sache herangehen. Aber ist das wirklich immer so? Professionelle Tänzer oder Sportler verlieren z. B. manchmal durch solche unnachgiebigen Forderungen ihre nötige Lockerheit in den Bewegungen. Menschen, von denen nicht nur Genauigkeit, sondern auch Tempo in ihrer Arbeit verlangt wird, brauchen unter solchen starren Ansprüchen vielleicht viel zu lang für eine einzelne Aufgabe.

Machen hohe starre
Maßstäbe mehr oder weniger
leistungsfähig?

Auf der anderen Seite peitschen die starren ehrgeizigen Maßstäbe Perfektionisten dahin, alle Reserven für den Erfolg einzusetzen. Und diese *Vernutzung der ganzen eigenen Lebendigkeit* findet bei Perfektionisten einfach kein Ende: Die Ambitionen fordern alles ein und so ist Erschöpfung häufig ebenso vorprogrammiert wie ein Gefühl dauernden Ungenügens. Und dann diese akribische Kontrolle, ob sie ihre Ziele denn auch wirklich erreicht haben! Das ganze Leben erscheint Perfektionisten schnell als eine Abfolge von Tests und Examen, begleitet von den sehr vertrauten Emotionen Scham, Peinlichkeit oder Schuld. Kein Wunder also, dass langfristig *Erschöpfung, beständiges Unbehagen und psychische Probleme* ihre Begleiter sind. Das Spektrum möglicher gesundheitlicher Folgen von Perfektionismus ist ausführlich geschildert worden (▶ Kap. 4). Kurzum: Es fühlt sich nicht nur nicht gut an, Perfektionist zu sein, sondern die schnell verbrauchten Reserven und drohende psychische Krankheiten senken womöglich auch ihre Leistungsfähigkeit. Wie sieht es nun bei Ihnen selbst mit der Leistungsfähigkeit in den perfektionistischen Lebensbereichen aus?

- Überprüfen Sie ihre eigenen starren Perfektionsforderungen – in welche Richtung schlägt das Pendel langfristig letztlich aus: außergewöhnliche Leistung oder Überlastung?
- Wie sieht es mit den vermeintlichen Vorteilen starrer Maßstäbe in Bezug auf Leistung und Motivation in Ihren perfektionistischen Lebensbereichen wirklich aus, kurzfristig und langfristig? Und welche gesundheitlichen Nachteile gibt es?

Wenn Sie sich noch nicht ganz im Klaren darüber sind, in welcher Beziehung zu Leistung und Erschöpfung Ihr eigener Perfektionismus steht, dann lohnt sich vielleicht ein Experiment dazu, um sich die Vor- oder Nachteile des Verfolgens starrer perfektionistischer Maßstäbe bewusster zu machen. Die dadurch gemachten Erfahrungen sind wahrscheinlich eindrücklicher als bloßes Nachdenken.

Experimente 1
Die Bedeutung starrer Forderungen für die eigene Leistung und Erschöpfung wird an zwei unterschiedlichen Tagen erfahrbar gemacht.
- *Übertreibungsübungen*: Nehmen Sie sich vor, an einem Wochentag wirklich alles, aber auch absolut alles, auf perfekte und möglichst fehlerfreie Weise *erledigen zu müssen* (nicht nur die üblichen spezifischen Bereiche) – und überdenken Sie abends die Auswirkungen. Was haben Sie geschafft? Wie geht es Ihnen? Wie wäre es, ein Jahr lang auf diese Weise zu leben?
- *Übungen im elastischen Wollen*: Diese bilden einen oft erkenntnisreichen Kontrast zur ersten Übung. Nehmen Sie sich in einzelnen Lebensbereichen ihre ehrgeizigen Ziele weiterhin vor, aber aus einem dezidiert flexiblen Blickwinkel – es wäre schön, sie zu erreichen, aber in Ausnahmen dürfen Sie ruhig davon abweichen. Was haben Sie nun geschafft? Wie geht es Ihnen? Wie wäre es, ein Jahr lang auf diese Weise zu leben?

Vergleichen Sie beide experimentellen Tage: Wobei fühlten Sie sich besser? Bei welchem Setting haben Sie die bessere Arbeit gemacht? Wie zeitaufwendig war die gleiche Aufgabe unter den flexibleren Bedingungen? Und wie anstrengend war sie?

2. **Helfen starren hohen Maßstäbe dabei, das eigene Potenzial als Mensch optimal zu verwirklichen, oder sorgen sie dafür, sich von sich selbst zu entfremden und unzufrieden zu werden?**

Nur mit hohen fordernden inneren Maßstäben kann ich wirklich alles aus mir herauszuholen, bin ich wirklich in der Lage, meine Talente ganz auszuschöpfen und derjenige Mensch zu werden, der ich sein kann! Beinhaltet diese Einstellung zur Vollendung der eigenen Talente und Fähigkeiten nicht notwendigerweise einen harten Kampf? Und bleibe ich hinter meinen Möglichkeiten zurück, wenn ich mich nicht beständig antreibe? Brauche ich nicht solche fordernden Maßstäbe, um zu verwirklichen, was in mir steckt? Nur wer dabei nicht locker lässt, so diese Position, formt wirklich die eigene Persönlichkeit aus, alle anderen verwirklichen sich einfach nicht in ihrem Leben, sie bleiben hinter sich selbst zurück.

Helfen hohe starre Maßstäbe bei der Selbstverwirklichung oder machen sie weniger menschlich?

Möglicherweise ist es mit den starren Maßstäben aber doch ganz anders und man verspielt gerade durch sie viel von dem, was einen selbst als Menschen ausmacht. Gerade der Perfektionist geht oft in einer Weise mit sich um, die als Selbstinstrumentalisierung bezeichnet wird (▶ Kap. 4). Der Perfektionist will sich schnell selbst zu einem Präzisionsinstrument formen, sein Selbstverständnis hat schnell etwas vom Verhältnis eines Ingenieurs zur Maschine: Er biedert sich sozusagen bei Maschinen und Computern als ihresgleichen an. Körper und Geist sollen zu einer marktgängigen Ware gestaltet werden, die sich in der Konkurrenz gegen andere Körper und Gehirne durchsetzt – nicht umsonst sehen Fitness-Studios kleinen Fabriken ausgesprochen ähnlich. Der eigene Körper wird nur noch als Rohstoff erlebt, der eigene Geist allenfalls als bearbeitungsbedürftiges Grundmaterial. Man fühlt sich in sich selbst nicht mehr geborgen. Etwas typisch Menschliches geht möglicherweise dabei verloren. Wie sieht es nun bei Ihnen selbst aus?

1. Denken Sie an Ihre eigenen starren Maßstäbe: Helfen Sie Ihnen dabei, sich menschlich insgesamt weiterzuentwickeln? Fördern sie die Entwicklung Ihrer eigenen Potenziale und Talente?
2. Oder werden Sie durch den Perfektionismus eher zu einer Maschine als zu einem vollkommenen Menschen? Gehen Sie in den von Perfektionismus betroffenen Lebensbereichen schnell mit sich um wie mit Ihrem Auto oder Ihrem Toaster?

Ein weiterer Aspekt des Menschseins ist sicher Hingabefähigkeit an das, was einem in der Welt von Bedeutung zu sein scheint – das hat nichts zu tun mit perfektem Funktionieren oder mit dem, was man unbedingt will. Wie sich Perfektionismus auf diese Hingabefähigkeit auswirkt, kann ein *Gedankenexperiment* vergegenwärtigen.

Experimente 2 – Hingabefähigkeit und starre Perfektionsforderungen

- *Imaginationsübung zum perfekten Augenblick*: Stellen Sie sich dafür eine wunderbare, schöne Situation aus dem eigenen Leben vor, einen dieser ganz besonderen Augenblicke. Und nun schauen Sie sich alle Details näher an, ob sie nicht noch ein klein wenig besser hätten sein können (z. B. der Strand menschenleerer, die Sonne ein bisschen weniger heiß, ein Eisverkäufer, gerade wenn man ihn wünscht). Oder erinnern Sie sich an ein zurückliegendes schönes Erlebnis (z. B. ein Essen im Restaurant) und listen nun alle Details auf, die doch ein klein wenig enttäuschend waren, weil sie besser hätten sein können. Ruiniert diese Suche nach Perfektion nicht ein genussreiches Erleben und macht unzufrieden?
- *Imaginationsübung zum perfekten Kuss*: Stellen Sie sich einen wirklich wunderbaren Kuss vor. Aber bevor Sie sich ihm ganz hingeben, stellen Sie noch kurz folgende Frage: „Hmm, das war wunderbar ... aber war das wirklich der perfekte Kuss? Vielleicht doch noch etwas länger ... oder ein kitzligeres Spiel mit den Zungenspitzen ... die Lippen etwas weniger trocken ... oder dabei die Augen nicht geschlossen, sondern sich tief und lang ansehen ... ": Wie wirkt sich das auf ihr Erleben aus?

3. **Geben die starren hohen Maßstäbe dem Leben Autonomie und Sinn oder enge sie das Leben ein und machen es unfreier?**

Braucht man nicht hohe und auch streng verpflichtende Maßstäbe und Ansprüche, um dem Leben überhaupt eine Richtung, also einen übergeordneten Sinn zu geben? Selbstformungen an verpflichtenden hohen Maßstäben sind oft lange, mithin nicht abschließbare Projekte, die in der Art eines Lebensplans einem Leben Orientierung geben können. Ehrgeizige Lebenspläne ermöglichen es, die Gesamtheit des Lebens im Blick zu haben und diesem eine langfristige Perspektive und kohärente Gestalt, einen Sinn zu geben.

Und ermöglichen solche hohen verpflichtenden Maßstäbe nicht auch erst innere Freiheit? Erst solche übergeordneten Ansprüche und Werte erlauben es doch, das tägliche Gewirr aus Neigungen und Abneigungen aus einer höheren Warte zu bewerten und sich zu entscheiden, was man davon *wirklich will*. Erst so lebt man doch bewusst und überlegt statt unbekümmert und gedankenlos (Schmid 2000). Die Frage ist jedoch, ob die Starrheit perfektionistischer Maßstäbe wirklich die Orientierung fördert. Helfen die Auswüchse gerade eines *klinischen Perfektionismus* mit seinen nicht nur hohen, sondern *unbedingt* hohen Maßstäben wirklich dabei?

Und wie sieht es mit der Freiheit von Perfektionisten im Allgemeinen aus? Manche Autoren bezeichnen Perfektionismus schon als *existentielle Falle* (Somov 2010), weil die eigenen hohen Maßstäbe nicht mehr

Freier oder unfreier durch hohe starre Maßstäbe?

freiwillig verfolgt werden, sondern bestimmte Ambitionen einfach erfüllen werden *müssen*. Selbstbestimmt und frei ist aber nur, wer über seine Bedürfnisse, Interessen und Wünschen nachdenken und dann aus guten Gründen entscheiden kann. Durch die *Rigidität des Perfektionismus* geht also die persönliche Autonomie eher verloren und verwandelt sich in zwanghafte Getriebenheit. Dazu kommt, dass die starren Maßstäbe das Leben noch auf eine andere Weise einschränken können: Oft verwandelt Perfektionismus einen Menschen nämlich in einen Spezialisten, einen Experten nur für diesen einen perfektionistischen Lebensbereich – andere Lebensbereiche liegen brach, es bleibt für sie einfach keine Zeit übrig. Es entsteht schnell eine Monokultur des Lebens, die dem Perfektionisten oft selbst zu eng ist, ganz im Gegensatz zur philosophischen Vorstellung eines guten Lebens, etwa nach dem Philosophen David Hume, als einem „mixed life" (Cohen 2007, S. 43). Ein entsprechend differenziertes Leben zu führen ist die Kunst, dem ganzen Netz eigener Ziele halbwegs gerecht zu werden – nicht einzelnen Aspekten 100%ig. Wie steht es nun in Ihrem Leben um Freiheit und Vielfältigkeit?

> — Helfen Ihnen die hohen starren Maßstäbe zu mehr Entscheidungsfreiheit oder geben sie Ihrem Leben eine langfristige sinnvolle Perspektive?
> — Oder erzeugen Sie bei Ihnen eher eine Monokultur des Lebens, eine Beschränkung auf wenige perfektionistische Lebensbereiche (obwohl Sie auch gern andere Sachen machen würden)?

Sind Sie sich über die Einschränkung durch den eigenen Perfektionismus nicht ganz sicher? Auch hier bietet sich ein Experiment an, um sich über eine mögliche Lebensverengung klarer zu werden.

> **Experimente 3 – Das täglich Ausgelassene**
> — *Beobachtungsexperiment „Wozu ich heute wieder nicht gekommen bin"*: Rekapitulieren Sie dazu eine Zeit lang jeden Abend, was Sie an dem Tag aus anderen Lebensbereichen eigentlich gern getan hätte (ausruhen, mit dem Kind spielen, einen Film sehen, mit Freunden telefonieren, abends eine halbe Flasche Wein trinken, Musikhören), aber was durch den zeit- und kraftraubenden Perfektionismus ausgefallen ist. Wie viel kommt dabei an Nichtgelebtem zusammen?

4. Fördern die hohen starren Maßstäbe das Glück in der Partnerschaft, weil Perfektionisten sich besonders bemühen, oder belasten sie die Liebesbeziehung?

Hohe starre Maßstäbe und Partnerschaft

Bisher ging es nur um die Vor- und Nachteile, die ein *klinischer Perfektionismus* für den Umgang mit der eigenen Person bedeuten kann:

Aber wie wirken sich hohe starre Maßstäbe auf die Partnerschaft aus? Möglicherweise bemühen sich Perfektionisten ja besonders darum, der perfekte Partner, die perfekte Partnerin zu sein – ein Bemühen, das die Beziehung verbessern und langfristig glücklicher gestalten könnte.

Häufig richten sich die hohen starren Maßstäbe von Perfektionisten aber nicht allein auf sich selbst, sondern auch auf andere Menschen und machen sie so dem Partner gegenüber intoleranter. Perfektionisten sehen sich schnell in eine Welt versetzt aus bequemen Müßiggängern und notorischen Regelverletzern, auch in Partnerschaft und Familie: Ärger und Streit sind keine Seltenheit. Die hohen starren Maßstäbe des Perfektionismus können aber auch schon die *Partnerwahl und die langfristige Bindung* innerhalb einer Liebesbeziehung erschweren – gerade wo durch das Internet der Heiratsmarkt zu einem Übermaß an Wahlmöglichkeiten aufgebläht worden ist. Die wachsende Zahl von Optionen verhindert bei Perfektionisten die Bindung an einen einzigen Menschen, einfach weil immer weiter nach dem noch optimaleren Partner gesucht wird. Diesen Effekten sind alle Menschen in der Spätmoderne ausgesetzt (Illouz 2012), aber gerade starre Perfektionsvorstellungen intensivieren möglicherweise das Problem. Rekapitulieren Sie doch noch einmal, wie sich Ihre eigenen hohen starren Maßstäbe auf Ihre bestehende Liebesbeziehung auswirken bzw. sich auf frühere ausgewirkt haben.

- ➡ Profitiert ihre Partnerschaft von Ihren Bemühungen, der perfekte Partner zu sein?
- ➡ Oder kommt es zu Problemen, weil Sie etwa Perfektion auch vom Partner erwarten (oder befürchten, er erwarte sie von Ihnen)?
- ➡ Und fällt es ihnen schwer, sich an einen Partner zu binden, weil die Suche nach der optimalen Passung immer weitergeht?

Verschaffen Sie sich zum Abschluss nun einen Überblick über Ihre Selbsterforschungen bezüglich Ihrer eigenen hohen und starren Maßstäbe – zum Beispiel in Form einer Liste der Vor- und Nachteile. Die Ergebnisse können in etwa wie unten aussehen (◼ Tab. 5.1). Wie fällt Ihre Analyse aus? Wie gut oder schlecht kommen sie dabei weg, wenn Sie das Augenmerk auf die Folgen Ihres Perfektionismus richten?

5.2.3 Schritt 3: Perspektivwechsel – Die Vor- und Nachteile der starren Maßstäbe aus einem anderen Blickwinkel sehen

Sind Ihnen anhand der bisherigen Überlegungen und Experimente Zweifel an Ihren hohen und vor allem starren Maßstäben und Ambitionen gekommen? Nicht zu sehr? Dann sind Sie in guter Gesellschaft –

Starre Maßstäbe aus anderen Blickwinkeln

◻ Tab. 5.1 Vor- und Nachteile des klinischen Perfektionismus

Vorteile mit klinischem Perfektionismus	Nachteile mit klinischem Perfektionismus
Bessere Leistung: stark angetrieben sein, im Beruf besonders gute Leistungen zu erbringen (stimmt aber nur in sehr kleinen Bereichen)	Neue Dinge nur mühsam angehen, häufigere Vermeidung des Neuen
Mehr Lob von Vorgesetzten für gute Leistungen	Weniger Zeit für das eigene Kind und die Freizeit haben
	Angestrengt und erschöpft sein, schlechter schlafen
	Nur mit schlechtem Gewissen meine Hobbys ausüben können

viele Perfektionisten haben insgesamt ein intuitiv überaus positives Bild der eigenen streng verpflichtenden und hohen Ansprüche: Denken sie nur an die oben erwähnte Umfrage, in der 45 % der befragten Perfektionisten angaben, ihre Perfektionsstreben haben zumindest überwiegend positive Konsequenzen. Es fällt Perfektionisten (wie allen anderen Menschen, die sehr an einer Überzeugung hängen) oft leichter, ihre starren Maßstäbe kritisch zu prüfen, wenn sie sie aus einer anderen Perspektive betrachten, sozusagen mit etwas mehr Distanz. Beim Perspektivwechsel denkt man sich sozusagen *Maßstabssetzer* und *Maßstabserfüller* voneinander getrennt. Auf diese Weise kann man sich fragen: Habe ich für mich selbst eigentlich andere Regeln und Forderungen aufgestellt als für andere Menschen? Sind diese Regeln strenger? Ist das fair und gut so? Und: Warum erwarte ich von mir so viel mehr, während ich an andere Personen gar nicht derart hohe und strenge Anforderungen stelle?

Perspektivwechsel als spezifische Fertigkeit des menschlichen Denkens

Solche *Übungen des Perspektivwechsels* machen sich etwas spezifisch Menschliches im Denken zunutze: Gerade die Dinge aus verschiedenen Blickwinkeln sehen zu können, gilt als eine der Errungenschaften, die nur das menschliche Denken auszeichnet, etwas, durch das sich schon frühe Menschen von anderen Primaten unterschieden haben sollen. Anthropologen haben sich die Entwicklung solcher Perspektivwechsel stark vereinfacht so vorgestellt: Frühe Menschen trainierten sich bei der sozialen Zusammenarbeit, etwa einer gemeinsamen Jagd, auch darin, die Perspektive der anderen Beteiligten einnehmen – sie lernten so die Fähigkeit einer Sicht nicht nur „von hier aus" (Tomasello 2014, S. 121), sondern auch „von dort aus" (ebd.). Was bedeutet der Fingerzeig des anderen Jägers mir gegenüber – aus dessen Blickwinkel? Was sieht er „von dort", was ich „von hier" nicht sehen kann? Und schon in der lebenspraktischen antiken Philosophie wurden Perspektivwechsel benutzt, um im Leben mehr Seelenruhe zu erreichen. So rät der stoische Philosoph Epiktet jemandem, der sich furchtbar darüber aufregt, dass sein Sklave eine wertvolle Tasse zerbrochen hat: Was würdest du darüber denken, wenn es der Sklave eines Nachbarn gewesen wäre? Halb so schlimm? Kein Grund, sich so aufzuregen? Genau. Und warum diese Bewertung nicht auch für den eigenen Blickwinkel übernehmen (Robertson 2010)?

Auch heutigen Perfektionisten kann diese Methode des Perspektivwechsels gute Dienste leisten, um die eigenen starren Maßstäbe noch etwas mehr herauszufordern.

- Stellen Sie sich Ihr Kind oder Ihre Kinder vor: Sollen sie später ähnlich starre Maßstäbe wie Sie selbst in bestimmten Lebensbereichen haben? Antworten Sie ganz spontan. Ergeben sich Unterschiede – warum? Erklären Sie sich selbst, warum Ihr Kind nicht auf die gleiche starre Weise seinen Ansprüchen folgen sollte? Und: Wenn es für ihr Kind anders besser wäre – warum sollten Sie selbst es dann nicht auch anders handhaben?
- Vergleichen Sie Ihren zentralen perfektionistischen Lebensbereich mit einem nicht perfektionistischen: Hier folgen sie sehr starren und hohen Ansprüchen, dort handeln sie flexibel – gibt es bei Ihnen diese Unterschiede? Warum müssen Sie eigentlich nicht in allen Lebensbereichen so unerbittlich perfekt sein? Ist das nicht irgendwie unlogisch? Welche Vorteile ergeben sich für Sie in den nicht perfektionistischen Lebensbereichen?
- Schauen Sie für einen Augenblick von außen auf sich selbst und versetzen Sie sich in die Rolle anderer (z. B. der eigenen Kinder, Arbeitskollegen, Freunden). Schätzen Sie ein, ob diese von Ihnen auch erwarten, auf derart beharrliche Weise Ihren Maßstäben nachzujagen. Und ob diese Personen andere verachten, die nicht immer absolut perfekt sein müssen … und etwa kleinere Fehler begehen, z. B. Schreibfehler in einem Brief oder Fehler bei einer Schulaufgabe. Warum erwarten diese das eigentlich gar nicht so dringend? Und leben sie nicht irgendwie besser damit?

Auch hier lohnt sich ein konkretes Experiment zum Perspektivwechsel, um diese eigenen starren Ansprüche und ihre Folgen noch einmal „wie von außen" anschaulich zu machen.

Experimente 4 – Den inneren Tyrannen in den Wahnsinn treiben
- *Diskussion mit dem inneren Tyrannen:* Erinnern Sie sich noch an den inneren Tyrannen vom Anfang des Kapitels … und haben Sie Lust auf eine richtige „Psycho-Übung" (nur Mut, es sieht Sie ja keiner)? Stellen Sie zwei Stühle zu einer gemütlichen Diskussionsrunde zusammen und übernehmen sie beide Rollen: Setzen Sie den inneren Tyrannen, die Stimme der

perfektionistischen Forderungen, auf den einen, sich selbst auf den anderen Stuhl. Nacheinander natürlich. Lassen Sie nun den *Maßstabssetzer* beginnen und laut aussprechen, welche hohen Ansprüchen er an Sie hat, versuchen Sie seinen drängenden Ton gut zu treffen: Das *musst* du aber wirklich schaffen! Dann wechseln Sie auf den anderen Stuhl und betrachten das Gesagte in aller Ruhe wie von außen: Hm, schön und gut ... aber lohnt sich das? Wenden Sie sich an ihn und stellen ihn zur Rede: „Wieso eigentlich? Warum soll ich mich eigentlich so verhalten? Was ist der Grund?" Verstricken Sie ihn in eine Diskussion über das Für und Wider der starren Maßstäbe. Manchmal spricht man bei solchen *Zwei-Stuhl-Übungen* auch vom *inneren Kritiker*. In einem solchen Dialog mit dem Kritiker wird man sich des eigenen Normsystems hinter den konkreten starren Ansprüchen bewusster, eine kritische Revision des eigenen Perfektionismus wird möglich – wie legitim sind diese Maßstäbe eigentlich noch, wenn sie auf diese Weise von außen unter die Lupe genommen werden? Man kann den Kritiker dabei auch mit einem distanzierenden Namen verunglimpfen, wie Einpeitscher, Richter oder Blutsauger.

5.2.4   Schritt 4: Die Sache mit den Fehlern – Irrtümer lieben lernen

Klinischer Perfektionismus und Fehler

Fehler sind ein dunkelrotes Tuch für Perfektionisten. Sie sind der vielleicht am meisten ins Auge stechende und daher besonders peinigende Beweis dafür, die angestrebte Perfektion verfehlt zu haben. Daher nehmen die starren Maßstäbe häufig auch die gedankliche Form von Sätzen an wie: „Ich darf absolut keinen Fehler machen!" Und eine beständige *Sorge um Fehler* ist ein Hauptmerkmal eines belastenden Perfektionismus. Fehler haben bei Perfektionismus eine wirklich schlechte Presse – Selbstabwertung inklusive: „Schon wieder! So ein Mist! Ich bin aber auch wirklich ein Versager, unverbesserlich!" Aber geht es nicht allen Menschen so? Atomkraftwerke überhitzen, Flugzeuge stürzen ab, Börsen brechen zusammen, Lieblingspizzerien schließen – und die Ursache? Menschliches Versagen. Es ist auf den ersten Blick erstaunlich, aber es gibt Menschen, die haben trotzdem eine ganz andere Einstellung zu Fehlern, und das aus guten Gründen.

Menschenrecht auf Irrtum

Zum einen gelten Fehler als unvermeidlich – Menschen unterlaufen täglich notgedrungen Fehler und Pannen: Sie verwählen sich beim Telefonieren, vertippen sich am Computer, nehmen die U-Bahn in die falsche Fahrtrichtung, lassen versehentlich in der Nacht das Licht im Wohnzimmer eingeschaltet, fahren mit dem Lift ins falsche Stockwerk, schließen ihr geparktes Auto nicht ab, irren sich bei einem Datum und so weiter und so fort. Fehler sind derart allgegenwärtig, dass es nach einem Aphorismus gar nicht darum gehen kann, überhaupt keine mehr zu machen, sondern es gilt vielmehr: Nur dumme Menschen machen immer die gleichen Fehler, gescheite Menschen aber immer neue. Fehler sind unvermeidlich und menschlich – keine machen zu dürfen, ist also ein unmenschlicher Anspruch. *Irren ist menschlich*, es gibt sozusagen ein geheimes „Menschenrecht auf Irrtum" (Guggenberger 1987, S. 15).

Zum anderen verursachen die meisten Fehler keine schrecklichen Folgen: Man hat dadurch nicht gleich den Stöpsel für alle verbliebenen Ölquellen gezogen oder per Knopfdruck das weltweite Internet gelöscht. Im Gegenteil, eine E-Mail wird trotz eines Tippfehlers verstanden und ein Versprecher bei einem Vortrag macht diesen keinesfalls völlig unverständlich oder für die Zuhörer zu einem grauenvollen Erlebnis, dass sie bis in den Schlaf verfolgen wird. Viele menschliche Lebensbereiche sind nämlich letztlich doch sehr *fehlerfreundlich* eingerichtet – und müssen es wegen der menschlichen Neigung, Fehler zu machen, auch sein. Manche klugen Köpfe fordern: Eine humane Gesellschaft müsste immer auch eine sein, die ihre Mitglieder nicht mit dem Zwang zur Fehlerlosigkeit überfordert – eine „fehlerfreundliche Gesellschaft" eben (ebd., S. 52). Ja, sie darf gar nicht Fehlerlosigkeit anstreben, weil sonst der Mensch nur noch als „Störfaktor" in ihr auftaucht.

Aber Fehler gelten nicht nur als unvermeidliche und gewöhnlich recht folgenlose Nebenwirkungen menschlichen Lebens, sondern sie sind sogar ausgesprochen wichtig: Für den Philosophen Karl Popper z. B. sind Fehler und ihre Korrektur die wichtigste Methode der Technologieentwicklung und des Lernens überhaupt. Und auch in der biologischen Evolution scheinen Fehler extrem wichtig – ohne Kopierfehler bei den Genen bliebe die evolutionäre Entwicklung aus. Die Wichtigkeit von Irrtum und Fehler wird also oft unterschätzt: So verdankt sich der Umstand, dass Fliegen heute sehr sicher ist, der Tatsache, dass in der Geschichte der Luftfahrt jede Katastrophe auf ihre Ursachen hin genau untersucht worden ist. Und wie lang und fehlerreich muss der Weg gewesen sein, der den Menschen vom Urzustand ungenießbarer, hartschaliger Körner zu den stärkehaltigen Körnermassen für das heutige Brot geführt hat. Versuch und Irrtum sind also verkannte Produktivkräfte des Lebens (Wuketits 2013).

Erforschen Sie für eine Weile Ihren eigenen Umgang mit Fehlern, vor allem in den perfektionistischen Lebensbereichen.

Fehlerfreundlichkeit

Aus Fehlern wird man klug

1. Bemühen Sie sich sehr intensiv, Fehler auf jeden Fall zu vermeiden? Oder streben sie nach einem hohen Maßstab und können kleine Fehler dabei durchaus als etwas Notwendiges ertragen?
2. Empfinden Sie Fehler generell als etwas Bedrohliches, so als hätten Sie üblicherweise katastrophale Folgen? Oder leben Sie in der eher fehlerfreundlichen Gewissheit, dass durch einen Fehler in den meisten Fällen nichts Gravierendes passiert?

Die folgenden Experimente können Ihnen dabei helfen, die Rolle von Fehlern in Ihrem eigenen Leben detaillierter zu erkunden und vielleicht neu einzuschätzen.

> **Experimente 5 – Das eigene Fehlerrisiko erhöhen**
> — *Die Folgen von eigenen Fehlern prüfen:* Wie wäre es für Sie, nicht nach einer unmöglichen und auch unproduktiven Fehlerlosigkeit zu streben, sondern lieber von Ihrem Menschenrecht auf Irrtum Gebrauch zu machen? Begehen Sie kleine Fehler im Alltag, lassen Sie einmal das Licht in der Wohnung an, während Sie einkaufen gehen, oder verschreiben Sie sich in einer E-Mail. Werten Sie darauf die Folgen von solchen Alltagsfehlern aus: Ist gar nichts Schlimmes passiert? Hat der Fehler sogar neues Wissen hervorgebracht?
> — *Eine Umfrage unter Bekannten, Kollegen oder Freunden:* Schicken Sie die folgenden Fragen an einer Reihe von Menschen um Sie herum – wie viele Fehler hast du im letzten Monat gemacht? Kannst du ein Beispiel für einen Fehler geben? Was waren die Folgen der Fehler (Egan et al. 2014)?
> — *Wissensaneignung:* Testen Sie die Produktivität von Fehlern, indem sie versuchen, ein neues technisches Gerät, ein neues Computerprogramm, ein Küchengerät bedienen zu lernen … ganz ohne Bedienungsanleitung. Versuchen Sie es, ohne dabei Fehler unbedingt vermeiden zu wollen. Hier wird die positive Rolle von Fehlern, nämlich die Erweiterung von Wissen und Erfahrung, erlebbar: „Okay, der Knopf war es also nicht … mal sehen, wie es mit dem da steht".

5.2.5 Schritt 5: Das Optimale statt des Perfekten wollen – sich die Grundeinstellung eines flexiblen Perfektionisten aneignen

Flexible Leitlinien entwickeln

Möglicherweise ist Ihnen die Starrheit der hohen Maßstäbe nun doch etwas fragwürdig geworden. Aber was kann an die Stelle einer starren Forderung nach Perfektion treten? Vergegenwärtigen Sie sich dazu kurz noch einmal die Grundüberzeugung, die für den klinischen Perfektionismus mit seinen ehrgeizigen und starren Maßstäben steht – und die nun schon viele Federn gelassen hat.

> **Grundüberzeugungen des klinischen Perfektionismus**
> Klinischer Perfektionismus wird angetrieben von der Überzeugung, dass es (a) für alles eine perfekte Lösung gibt, und (b), dass es möglich und (c) *absolut zwingend* ist, eine Sache (d) perfekt (= fehlerfrei) machen zu *müssen*.

Eine Alternative zum rigiden Perfektionismus folgt einer spezifischen Parole: „Turning rigid rules into guidelines" (Shafran et al. 2010, S. 151). Der entscheidende *Unterschied zwischen starren Regeln und flexiblen Leitlinien* lässt sich auch etwas anders formulieren: Streben Sie doch „nur" nach dem *Optimalen* und nicht mehr nach dem *Perfekten!* Sie haben diesen Unterschied schon kennengelernt, als es um die Optimierungsgesellschaft ging (▸ Kap. 2): Der *Perfektionist* strebt nach einem Ideal, dem Vollkommenen, dem Maximalen, dem völlig Fehlerlosen, dem nicht mehr zu Verbessernden – und kann nichts anderes akzeptieren. Der *Optimierer* ist dagegen realistischer und berücksichtigt neben seinen ehrgeizigen Ansprüchen auch das Machbare, die oft einschränkenden Rahmenbedingungen oder schmalen weiteren Ressourcen wie ein knapper Zeitrahmen. Diese realistische Anpassungsfähigkeit des Optimierers macht aus den ehrgeizigen Ansprüchen *flexible Leitlinien*. Dagegen ist der Perfektionist eher *kontextblind* – egal wie die Rahmenbedingungen gerade ausfallen, das ideale Ergebnis *muss* erreicht werden.

Das Optimale vs. das Perfekte

Aber wie genau hat man sich eine innere Haltung vorzustellen, die starre Regeln durch flexible Leitlinien ersetzt? Wie denkt man weiterhin ehrgeizig, aber doch mit deutlich flexibleren Maßstäben? Wie kann eine Überzeugung klingen, die das Optimale, aber nicht das Perfekte ins Auge fasst? Zwei Versionen bieten sich an. Stellen Sie sich dazu folgendes Beispiel vor: Eine jugendliche Leistungsschwimmerin hat bei einer Meisterschaft ziemlich ehrgeizige Ziele, nämlich am besten gleich mehrere Titel zu gewinnen. Nun sind die Rahmenbedingungen aber nur bedingt durch sie beeinflussbar – sie hat nicht nur keinen Einfluss auf den Leistungsstand ihrer Konkurrentinnen, sondern vor allem auch nicht darauf, welchen körperlichen Entwicklungsschub diese ihr gegenüber durchgemacht haben könnten seit dem letzten Wettbewerb. Bei so vielen Variablen ist es einfach nicht ratsam, von sich unbedingt Erfolg zu fordern. Hier sollte die Schwimmerin flexibleren Leitlinien folgen.

Zwei Varianten flexibler Leitlinien

Die zwei Varianten flexiblen Perfektionsstrebens
- *Haltung von Prinzip und Ausnahme:* „Prinzipiell ist es ja gut, mir das möglichst Beste vorzunehmen und ich will auch weiterhin mein Bestes geben (*motivationale Relevanz*). Aber hier ist der erste Platz realistisch gesehen nicht erreichbar (*Prinzip und Ausnahme*), weil andere in meinem Alter körperlich einfach schon viel weiter sind. Der vierte Platz ist bei dem Rennen heute schon eine wirklich gute Platzierung und reicht aus (*Akzeptanz*)."
- *Haltung von Präferenz statt Forderung:* „Na klar *will* ich *wirklich dringend* bei den deutschen Schwimmmeisterschaften drei Rennen gewinnen (*flexible Präferenz*) – und ich werde sicher mein Bestes geben (*motivationale Relevanz*) –, aber ich muss es nicht unbedingt erreichen (*Akzeptanz*)."

Vorteile flexibler Leitlinien

Der Vorteil der beiden Grundeinstellungen sticht ins Auge: Die ehrgeizigen Maßstäbe haben immer noch Bestand und eine innere Anfeuerung (das Beste zu geben) besteht ebenfalls weiterhin – aber beide zusammen fungieren nun mehr wie eine Leitlinie, nicht mehr wie eine absolute Forderung, die unbedingt absolut erfüllt werden *muss*. Entweder sind Ausnahmen erlaubt oder die Denkende *will* zwar noch sehr (flexible Präferenz), *muss aber nicht* unbedingt. Abweichungen sind dadurch tolerierbar, ohne ein großes Drama darzustellen. Mit einigen Experimenten können Sie sich über die Wirkungen solcher Einstellungen bei sich selbst klarer werden: Ist eine flexibles Exzellenzstreben wirklich der perfektionistischen Forderung überlegen? Motiviert dieses wirklich ähnlich intensiv wie absolute innere Forderungen?

> **Experimente 6 – Flexible Leitlinien**
> - *Beobachtungsexperiment „flexible Motivation"*: Gibt es bereits Lebensbereiche, in denen Sie nach diesen flexiblen Prinzipien handeln? Beobachten Sie diese noch etwas eingehender: Handeln Sie dort trotzdem motiviert? Wie geht es Ihnen dort, wenn Sie etwas nicht erreichen?
> - *Probetage in Flexibilität*: Richten Sie für ihren perfektionistischen Lebensbereich einen Probetag oder eine Probewoche ein, in der Sie sich an einer dieser beiden Grundhaltungen orientieren, statt Perfektion starr von sich zu fordern – wie sind die Auswirkungen?
> - *Gedankenexperiment „der optimale Trainer"*: Stellen Sie sich in einem Gedankenexperiment zwei unterschiedliche Sporttrainer vor: Welcher Trainer würde langfristig eine bessere Leistung bei seinen Athleten erreichen – derjenige, der Sie immer anfeuert mit einem *Muss* oder derjenige, der andere Motivationen entsprechend der beiden flexiblen Haltungen versucht? Wie wirken die beiden Haltungen kurzfristig, wie langfristig? Welchen Trainer fänden Sie für Ihren Sohn/Ihre Tochter geeigneter (Hoffman u. Otto 2008)?

5.2.6 Schritt 6: Das neu gewonnene flexible Exzellenzstreben vertiefen

Flexible Maßstäbe vertiefen

Ein so umfassender Einstellungswechsel von starren Forderungen nach Perfektion hin zu einer weicheren, menschfreundlichen Haltung flexiblen Strebens, die gelegentlich ausbleibende Erfolge verarbeiten kann, braucht eine ganze Menge Übung. Schließlich muss eine neue Position nicht nur denkbar gemacht, sondern so verinnerlicht werden, dass sie sich auf die eigenen Handlungen und das eigene Erleben auch nennenswert auswirkt. *Vertiefungsübungen* dienen dazu, sich immer mehr mit einer als sinnvoll erachteten neuen Einstellung zu identifizieren, sie im

Bestand der eigenen Überzeugungen sozusagen praktizierend willkommen zu heißen. Die Übersicht „Experimente 7" macht Vorschläge für solche Vertiefungsübungen.

Experimente 7 – Vertiefung des flexiblen Perfektionsstrebens

— *Ausnahmen von Perfektion ertragen:* Schreiben Sie tägliche Aufgaben aus den perfektionistischen Lebensbereichen auf – und malen Sie sich daraufhin aus, was einerseits Ihre perfekte oder andererseits aber eine total unangemessene, schlechte Ausführung wäre. Schließlich formulieren Sie zusätzlich drei verschiedene Zwischenstufen fern dieser Extreme (40 %, 60 %, 80 %). Eine dieser Zwischenstufen setzen Sie nun im Alltag um: Mal ungeputzte Schuhe tragen, nur das Allernötigste in einen Reisekoffer packen, einen mittelmäßigen Vortrag halten, mal einen Fehler riskieren, mal nicht der perfekte Gastgeber sein, mal die eigenen Prinzipien über Bord werfen und die Kinder lange am Computer spielen lassen. Aktivieren Sie dabei die Haltung von Prinzip und Ausnahme: „Prinzipiell will ich hier weiterhin die bestmögliche Lösung, aber vereinzelte Ausnahmen sind durchaus erträglich."

— *Das Unwichtige anders erledigen als das Wichtige:* Ein *flexibler Perfektionist* wird in der Lage sein, wichtige von unwichtigen Aufgaben zu unterscheiden – denn er muss nun nicht mehr unbedingt alle Aufgaben eines Lebensbereichs perfekt erledigen. Er beherrscht die Kunst besser, allen Zielbereichen im eigenen Alltag auf ihre Weise gerecht zu werden – und nicht nur wenigen auf perfekte Weise. Erstellen Sie für eine begrenzte Anzahl von Tagen eine Liste von allen Aktivitäten, die anstehen, und unterscheiden Sie diejenigen, die wirklich extrem wichtig für das eigene Wohlergehen und das der Liebsten sind, von denen, die nicht dazu zählen (Rasenmähen, die Badewanne säubern) – dann erledigen Sie eine Aufgabe aus der zweiten Gruppe auf nicht perfekte Weise.

— *Aufgaben-Triage* (Perry 2012): Ähnlich wie in der letzten Übung bedienen Sie sich bei dieser Form der Aufgabenselektion nach Dringlichkeit und Wichtigkeit diesmal bei einem Modell aus der Katastrophenmedizin. Nach einem Krieg haben die Ärzte zu entscheiden, für wen es keine Hoffnung mehr gibt, wer bei sofortiger Versorgung eine Überlebenschance hat und wer nur provisorisch versorgt werden muss. Verfahren Sie nun so mit den anstehenden Aufgaben perfektionistischer Lebensbereiche: Wo besteht wenig Hoffnung, die Aufgabe zu erfüllen? Welche Aufgaben sind mit Anstrengung machbar? Und welche Aufgaben sind eigentlich unwichtig? Die mittlere Gruppe sollten mit hohem Anspruch erledigt werden, die erste gar nicht, die dritte mit einem geringeren Anspruch.

— *Flexibilität durch Perspektivwechsel*: Diese Übung beginnt mit einem Gedankenexperiment, bei dem sie wieder die Perspektive wechseln. Wie erledigen ausgesprochen „perfektionsfreie" Freunde eigentlich eine Aufgabe? Wie würden Sie eine Aufgabe im perfektionistischen Lebensbereich erledigen, wenn Sie den Maßstab aus einem nicht so perfektionistischen dabei anlegen würden? Suchen Sie sich einzelne Aufgaben und erledigen Sie sie anhand einer diese so erhaltenen Maßstäbe.

5.3   Den Selbstwert gegen Misserfolge immunisieren

Den Selbstwert vom Perfektionsstreben emanzipieren

Bei der *Veränderung des klinischen Perfektionismus* geht es nicht allein um die Flexibilisierung vormals starrer, fordernder Maßstäbe: Manchmal ist *klinischer Perfektionismus* vor allem auch ein Selbstwertproblem (▶ Kap. 1). Erinnern Sie sich noch? Der erfolgsabhängige und dadurch sehr instabile Selbstwert von klinischen Perfektionisten besagt: Selbst kleine Fehler bedeuten bereits, ein totaler Versager zu sein. Fundamental für die Definition von klinischem Perfektionismus ist, dass die Selbstachtung größtenteils davon abhängt, ob ein Perfektionist glaubt, die eigenen hohen starren Maßstäbe erreicht zu haben. Nicht allein die starren Ansprüche sind das Problem (Egan et al. 2014). Der *Selbstwert klinischer Perfektionisten* weist also eine besondere Empfindlichkeit gegenüber Misserfolgen auf – eine Reihe von Schritten soll Ihnen im Folgenden dabei helfen, den eigenen Selbstwert von dieser zu großen Abhängigkeit gegenüber Erfolgen oder Misserfolgen in perfektionistischen Lebensbereichen zu emanzipieren.

5.3.1   Schritt 1: Sich die Gestalt eines aktuell „normalen" Selbstwerts bewusst machen

Die Komponenten des „normalen" Selbstwerts

Wie stellt man sich heutzutage in der Psychologie eigentlich einen „normalen", ganz und gar üblichen, also intakten Selbstwert vor? Auch wenn es dazu viele unterschiedliche Meinungen und Forschungen gibt, schält sich doch eine Tendenz heraus, die den Selbstwert aus drei Komponenten zusammensetzt.

Die Komponenten des Selbstwerts
— *Grundlegender Selbstwert*: Er bezeichnet so etwas wie eine fundamentale Wertschätzung für sich selbst, relativ unabhängig von Erfolgen oder Misserfolgen.
— *Kontingenter oder erworbener Selbstwert*: Er steht für den Teil des Selbstwerts, den eine Person an bestimmten konkreten

Erfahrungen misst. Es ist der Selbstwert, den sie glaubt, verdient zu haben.
- *Selbstvertrauen:* Er ist die praktische Komponente des Selbstwerts und umfasst den Grad, in dem eine Person annimmt, durch ihre Fertigkeiten mit den Ansprüchen der Welt fertig zu werden und die eigenen Ziele erreichen zu können.

Der *grundlegende Selbstwert,* „basic selfesteem" (Koivula et al. 2002; S. 867), gelegentlich auch *unbedingte Selbstakzeptanz* genannt, bezeichnet den Grad, in dem ein Mensch mit sich als Person einverstanden ist – bei einer ausgeprägten unbedingten Selbstakzeptanz nimmt man sich wie selbstverständlich an, wie man eben ist, mit den eigenen Meinungen, Reaktionen und Haltungen: Man ist eben schon ganz in Ordnung, mag sich irgendwie, trotz aller eingestandenen Mängel. Etwas bombastischer gesagt ist dies der *Aspekt unbedingter Selbstliebe,* die nicht von eigenen Leistungen, der Anerkennung durch andere oder bestimmten Einstellungen abhängt. Dieser grundlegende Selbstwert, den man empfindet, gilt gewöhnlich als recht früh im Leben erworben und als besonders abhängig von der aufmerksamen Zuwendung, die man als Kind erfahren hat. *Der kontingente oder erworbene Selbstwert* ist dagegen abhängig vom Geschehen oder dem Erreichten, meist von der eigenen Leistung oder der Anerkennung durch andere Menschen. Er steht eher für den Selbstwert, den jemand verspürt, wenn er mit einer konkreten Erfahrung von Erfolg oder Misserfolg konfrontiert ist: Wer bin ich, wenn ich erreicht habe, was mir wichtig ist ... oder eben nicht? Es geht um die berechtigte oder unberechtigte Bewertung eigener Qualitäten oder der eigenen Attraktivität für andere.

Als Ausdruck eines intakten, unproblematischen Selbstwerts gilt nun Folgendes – wenn die zwei beschriebenen Komponenten relativ hoch (aber nicht zu extrem) und vor allem relativ stabil sind: Sind beide hoch und stabil, dann empfinden Menschen eine deutliche *Selbstachtung,* eine Eigenschaft, die für die Orientierung in einer modernen individualistischen Gesellschaft als besonders relevant gilt. Selbstachtung bezeichnet das Empfinden einer Berechtigung, glücklich und zufrieden sein zu dürfen, es zu verdienen, die eigenen Wünsche und Ziele geltend zu machen, die eigenen Wertvorstellungen zu verwirklichen und die Früchte eigener Anstrengungen zu genießen (Branden 2014). Eine höhere Selbstachtung fördert also das Bemühen, die eigenen Ziele wichtig zu nehmen und so zu handeln, dass man sie auch erreichen kann. Ein so gestalteter Selbstwert schützt den Menschen vor schneller Enttäuschung, Unsicherheit oder der Aufgabe der eigenen Bemühungen und orientiert ihn gut in der Welt. Er wirkt also wie ein innerer Schutzschild.

Die dritte Komponente des Selbstwerts, das *Selbstvertrauen,* umfasst vor allem die eigene „Kompetenzüberzeugung" (Potreck-Rose u. Jacob 2003, S.19), das eigene Können: Hier geht es darum, die eigenen Fähigkeiten einzuschätzen und zu bewerten – es entsteht ein Gefühl der Souveränität ... oder eben eines der Hilflosigkeit. Menschen mit

Intakter Selbstwert heute

Selbstachtung

Selbstvertrauen

hohem Selbstvertrauen erleben sich als kompetent und glauben, ihre Ziele letztlich erreichen zu können. Neben einem Gefühl von Wirksamkeit und Sicherheit gibt ein hohes Selbstvertrauen auch wichtige Hinweise zur Orientierung: Schätzt man die eigenen Fähigkeiten zu niedrig oder unrealistisch hoch ein, so vermeidet man möglicherweise bewältigbare Anforderungen oder vergeudet seine Energie an Unerreichbarem.

5.3.2 Schritt 2: Den typischen Selbstwert klinischer Perfektionisten erkennen

Klinische Perfektionisten: Unausgewogenheit zwischen Selbstakzeptanz und erfolgsabhängigem Selbstwert

Klinischer Perfektionismus ist charakterisiert durch einen *erfolgsabhängigen Selbstwert* (▶ Kap. 1). Er weicht auf bestimmte Weise von der Vorstellung eines normalen Selbstwerts ab: Die Komponente des grundlegendes Selbstwerts trägt bei Perfektionisten deutlich weniger zum allgemeinen Selbstwert bei als die Komponente des *bedingten* oder *kontingenten Selbstwerts,* bei der die globale Beurteilung der eigenen Person von Bedingungen abhängig gemacht wird – z. B. vom Erreichen der eigenen Ziele, der Anerkennung durch andere Menschen: Menschen sehen sich hier als Helden oder Versager, als erfolgreiche oder unfähige Menschen, je nach den Umständen.

Einseitigkeit des kontingenten Selbstwerts

Zudem ist bei *klinischen Perfektionisten* dieser *kontingente Selbstwert* eher schmal als breit „aufgestellt" – er ist allein vom *Faktor Leistung* abhängig (nicht von Anerkennung, Moralität, dem angenehmen Charakter, der Denktiefe, der Lebenserfahrung, dem Humor, … um nur einige andere Möglichkeiten zu nennen), zudem nur von derjenigen in den perfektionistischen Lebensbereichen. Diese *Monokultur des bedingten Selbstwerts* macht ihn besonders labil, anfällig für starke Schwankungen. Und dieser Selbstwert bleibt bei klinischen Perfektionisten nicht ohne gravierende Folgen: Studien konnten inzwischen zeigen, dass ein solcher allein *erfolgsabhängiger Selbstwert* zumindest ein Verbindungsglied zwischen *Perfektionismus und Depression* ist. Nicht die ehrgeizigen und starren Maßstäbe allein sind hier krankheitsauslösend – sie werden es erst durch ihre enge Verbindung mit dem Konzept eines erfolgsabhängigen Selbstwerts (Flett u. Hewitt 2004). Aber damit nicht genug: Da sehr hohe Maßstäbe zwangsläufig schwerer zu erfüllen sind als gemäßigte Ansprüche, kommt es gerade bei klinischen Perfektionisten zudem häufiger zu Misserfolgen, was dem beschriebenen labilen Selbstwert auch noch die Tendenz zur negativer Selbstbewertung hinzufügt.

Denken Sie doch einmal über Komponenten und Form Ihres eigenen Selbstwerts nach.

> 1. Akzeptieren Sie sich für gewöhnlich so, wie sie sind? Sind Sie insgesamt zufrieden mit sich selbst? Sind sie für sich ohne großes Nachdenken o.k.? Oder muss sich Ihr Selbstwert immer wieder neu beweisen?

2. Neigen Sie dazu, sich abzuwerten, wenn Sie Ihre Maßstäbe einmal nicht erfüllen? Zieht es Sie sehr runter? Fühlen Sie sich dann insgesamt unfähig und wertlos, wie ein Taugenichts, ein Versager?

3. Wie steht es um Ihre Selbstachtung, dem Gefühl, dass man es wert ist (oder nicht), nach dem Erreichen eigener Ziele (und dem damit verbundenen Glück) zu streben? Zweifeln Sie nach Misserfolgen daran oder steht es als ein Grundrecht auch bei Misserfolgen gar nicht innerlich zur Debatte?

4. Wie sieht es mit Ihrem Selbstvertrauen aus? Glauben Sie, mit den meisten Sachen, die auf Sie zukommen oder die Sie erreichen wollen, schon irgendwie fertig zu werden? Oder trauen Sie sich oft eine Bewältigung gar nicht zu?

Um den größtenteils erfolgsabhängigen Selbstwert des klinischen Perfektionismus zu überwinden und einen von Erfolg und Misserfolg unabhängigeren Selbstwert aufzubauen, bieten sich zwei Wege an:

1. den kontingenten Selbstwert breiter aufstellen und schlauer bewirtschaften,
2. den Anteil unbedingter Selbstannahme steigern.

Ziele beim perfektionistischen Selbstwert

5.3.3 Schritt 3: Erfolgsabhängiger Selbstwert für kluge Perfektionisten – den Selbstwert breiter aufstellen und geschickter bewirtschaften

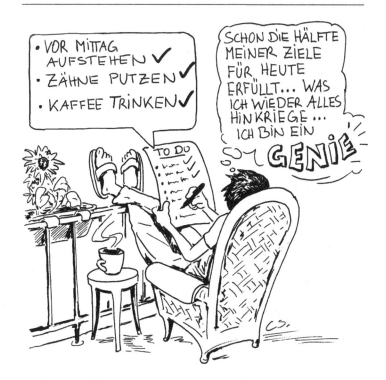

Vielfältige Vergleichsebenen bei kontingentem Selbstwert

Ein Anteil des *kontingenten, erworbenen Selbstwerts* gehört also zu einem völlig normalen, intakten Selbstwert – Menschen in der Gegenwart geben sich immer auch zum Teil den Selbstwert, den sie glauben zu verdienen. Aber sie machen ihren kontingenten Selbstwert gewöhnlich von einer ganzen Reihe von Lebensumständen abhängig: Habe ich genug geleistet? War ich fleißig genug? Wie sah die Anerkennung durch andere Menschen aus? Bekomme ich viel Unterstützung von der Familie oder den Freunden? Habe ich Humor? Bin ich mit meinem Aussehen zufrieden? Bin ich ein „guter", moralischer Mensch (Crocker u. Nuer 2003)?

Klinische Perfektionisten hingegen machen ihren Selbstwert nur vom schmalen Band ihrer starren und ehrgeizigen Maßstäbe in den wenigen perfektionistischen Lebensbereichen abhängig. Vielleicht kommt immerhin zum Erfolg noch der eigene Fleiß hinzu, denn Perfektionisten sind häufig auch hingebungsvolle Workaholics (Sturman et al. 2009), die immer in Aktion sein müssen. Aber das ist dann auch schon alles.

Chloé S., 14 Jahre alt, die jugendliche Leistungsschwimmerin und ihre Frustration haben Sie schon kennengelernt (► Kap. 1). Sie war enttäuscht über ihr Abschneiden bei den Jugendschwimmmeisterschaften. Das ganze Jahr hatte sie wie noch nie trainiert um vorn zu liegen. Und dann? Nur diese beiden vierten Plätze. Sie hatte alles gegeben und es eben einfach nicht geschafft, aber ihre Gedanken trieben weiter: Mach' dir nichts vor. Du bist einfach nicht gut genug, eine Null. Das mit dem Schwimmen kannst du ab jetzt doch knicken … bringt ja nichts mehr. Und plötzlich ist trotz aller tröstenden Worte aus ihrem Umfeld komplett die Lust an allem verschwunden. Sie kann eigentlich gleich mit dem Schwimmen insgesamt aufhören, denkt sie, sie ist halt eine Niete … wahrscheinlich hat sie sich einfach immer überschätzt. Und ohne das Schwimmen … was hat ihr Leben überhaupt noch für einen Sinn? Eigentlich fühlt sie sich, als habe sie das Recht darauf, sich irgendwie noch wohl zu fühlen, völlig verwirkt.

Den eigenen kontingenten Selbstwert breiter aufstellen

Trotz der Abhängigkeit des kontingenten Selbstwerts vom Ausgang solcher Ereignisse kann man einiges tun, um nicht bei jedem Misserfolg bis in die tiefste Selbstachtung verletzt zu werden. Hier sind einige Übungen, um diesen ereignissensiblen Anteil des Selbstwerts auf viele Füße zu stellen und ihn klüger zu bewirtschaften.

> **Experimente 8 – Den eigenen Selbstwert geschickt bewirtschaften**
> **Die Basis des eigenen Selbstwerts verbreitern:**
> Sie kennen Tortengrafiken von Wahlabenden. Zeichnen Sie einen Kreis auf und überlegen Sie, welche Handlungen Sie gewöhnlich mit Stolz erfüllen oder – bei Misserfolg – bewirken, dass Sie sich klein fühlen. Zu welchen Lebensbereichen zählen sie?

Welche Handlungen und Lebensbereiche spielen dagegen keine besondere Rolle für Ihren Selbstwert? Welche würden eigentlich eine große Rolle spielen, nehmen aber keinen besonderen Platz in Ihrem praktischen Alltag ein?

Nun überlegen Sie, zu wie viel Prozent Ihr bedingter Selbstwert von diesen Aspekten abhängt und tragen Sie dies als eine Tortengrafik in den Kreis ein (�‼ Abb. 5.1). Vielleicht sieht es in etwa so einseitig aus wie bei der jugendlichen Schwimmerin: Für ihren Selbstwert hatte der Erfolg beim Schwimmen alle anderen Faktoren an den Rand gedrängt, nur der Erfolg in der Schule konnte sich noch halbwegs dagegen behaupten. Weitere Faktoren, wie die Anerkennung von Freundinnen oder der Familie hatten dagegen nur einen sehr geringen Einfluss auf ihren *kontingenten Selbstwert*.

Es gilt: Je mehr Lebensbereiche mit ihrem Gelingen oder Misslingen in den Selbstwert einfließen, umso immuner wird er gegenüber einzelnen Misserfolgen, aber dazu müssen diese Lebensbereiche im eigenen Alltag überhaupt erst einmal einen nennenswerten Platz finden. Malen Sie daher abschließend einen zweiten Kreis auf und tragen Sie ein, welchen Anteil alle Aktivitäten/Lebensbereiche idealerweise in Zukunft an Ihrem Selbstwert haben sollen. Nehmen Sie sich nun mehr Zeit für diese bisher vernachlässigten Aktivitäten. Werten Sie nach einigen Wochen aus, wie es um ihren Selbstwert bestellt ist, wenn Sie mehr unterschiedlichen Aktivitäten in ihrem Leben einen Platz geben. Waren Sie insgesamt ausgeglichener?

Ein komplexeres Ich – das Selbstbild ausdifferenzieren:
Ein hoher Selbstwert tritt in der Forschung immer wieder zusammen mit einer größeren Stabilität des Selbstwerts auf: Möglicherweise geht dies darauf zurück, dass hoher Selbstwert oft mit einer größeren Klarheit über das eigene Selbstbild

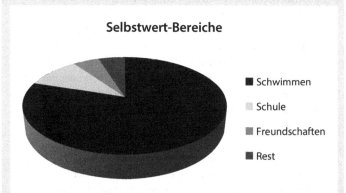

Selbstwert-Bereiche

■ Schwimmen

■ Schule

■ Freundschaften

■ Rest

◼ **Abb. 5.1**　Diagramm von für den Selbstwert relevanten Lebensbereichen einhergeht – wenn man alle Facette von sich selbst wirklich gut kennt, dann hängt man nicht mehr so sehr von Einzelerfahrungen ab. Umgekehrt zeigt sich, dass die Instabilität des Selbstwerts zunimmt, je größer allein die Bedeutung eigener Kompetenz für den Selbstwert ist (Johnson 1998).

Werden Sie sich also der Vielseitigkeit Ihres Selbst bewusster! Schreiben Sie zuerst alle möglichen Ziele, Eigenschaften, Gewohnheiten, Fertigkeiten auf, die nach Ihrer Sicht zu Ihnen gehören – und zwar in drei Spalten: positive Züge, neutrale Züge und das, was man insgesamt nicht so an sich selbst leiden kann. In einem zweiten Schritt geben Sie allen Aspekten ein Gewicht oder ordnet sie nach Wichtigkeit in einer Rangfolge. Nun hat man ein erstes vielschichtiges Bild des eigenen Selbst – von allen diesen Facetten, besonders den wichtigen, ist ihr *kontingenter Selbstwert* abhängig. Machen Sie nun ein Gedankenexperiment und stellen sich vor, dass in einem der positiven Aspekte etwas schiefgeht – sie halten sich z. B. für sehr gewissenhaft und plötzlich kommt es zu einem gravierenden Fehler: Schätzen Sie ein, ob Sie deswegen nun mit einem Schlag nichts, aber auch absolut gar nichts mehr wert sind. Wieso sollte das so sein, wenn sich doch bei allen anderen Aspekten Ihres Selbstbilds eigentlich gar nichts verändert hat? Ihr Selbstbild und damit die eigene Wertigkeit ist doch immer noch fast die gleiche.

Den eigenen Selbstwert auch bei Misserfolgen geschickter bewirtschaften:

Selbst und Selbstwert – das klingt immer schnell nach etwas Festem, wie in Stein Gemeißeltem … etwas, das einfach und gleichbleibend da ist oder nicht, wie Bäume oder Parkplätze. Aber ist das wirklich so? Die Sozialpsychologie geht eher davon aus, dass Menschen ihren eigenen Selbstwert ständig neu durch eine mehr oder weniger geheime Selbsteinschätzungsarbeit kalibrieren – und zwar gewöhnlich so, dass er hoch und stabil bleibt. Menschen schaffen das beispielsweise, indem sie sich moderat abwärts vergleichen und gerade solche Vergleichs-dimensionen auswählen, auf denen sie vorteilhaft abschneiden. Leider stellen sich gerade *Perfektionisten* dabei nicht sonderlich geschickt an und wählen ihre Vergleichsebenen sehr ungünstig für sich aus – immer nur die höchsten Leistungen, immer nur der Vergleich mit den wirklich Allerbesten (Potreck-Rose u. Jacob 2003). Aber auch sie können lernen, es wieder so klug wie alle anderen aufzuziehen – vier Vergleiche sind dabei besonders wichtig:

1. *Bezugspunkt Lebensbereich:* Jeder kann wählen, welche Selbst-Facette er oder sie für eine Bewertung in den Vordergrund stellen will – ist der eine Bereich angekratzt, lässt sich dies durch die Hervorhebung eines anderen kompensieren.

Ist eine Jugendliche bei der Schwimmmeisterschaft hinter den eigenen Erwartungen zurückgeblieben, dann hebt sie besser ihr Können in der Schule hervor. Hier sieht man die Wichtigkeit eines differenzierten Selbstkonzepts für den Selbstwert – kann man sich facettenreich konzeptualisieren, dann bieten sich einfach mehr andere Vergleichsebenen.

2. *Bezugspunkt Aspekte des Lebensbereichs:* In den einzelnen Lebensbereichen bieten deren zahlreiche Aspekte weitere Möglichkeiten, den eigenen Selbstwert zu gestalten – vielleicht ist jemand Gründer einer Internetfirma, die vor allem aus einem Laptop auf einem Café-Tisch besteht ... aber das Prestige, zur digitalen Bohème zu gehören, ist doch ganz beachtlich.

3. *Bezugspunkt Vergleichsaspekt:* Oft lässt sich ziemlich frei wählen, mit wem oder was ein Vergleich gezogen wird und grundsätzlich tun abwärts gerichtete Vergleiche dem Selbstwert gut: Es lohnt sich für den Selbstwert, die eigene Klausurnote nicht mit der insgesamt besten Note, sondern eher mit dem Kursdurchschnitt zu vergleichen.

4. *Bezugspunkt Ergebnis:* Hier bieten sich ebenfalls einiges Möglichkeiten, den Selbstwert in ein strahlenderes Licht zu rücken, z. B. durch eine leichte Fehleinschätzung: Negative Ergebnisse können etwa als relativ häufig in einer Vergleichs- stichprobe angesehen werden (Schwarzfahren, wenn man erwischt wurde), positive als besonders einzigartig (Spenden zu Weihnachten).

Denken Sie noch einmal an die junge Wettkampfschwimmerin: Sie ist nur vierte in ihrem Schwimmwettkampf geworden, aber wie sieht es eigentlich gerade mit ihren Schulnoten aus (Bezugspunkt Aspekt des Lebensbereichs)? Und diese neue Technik mit den Fußbewegungen beim Schwimmen ... da war sie doch schon weiter als die anderen (Bezugspunkt Aspekt des Lebensbereichs). Außerdem sind alle anderen Teilnehmer aus dem eigenen Verein hinter ihr geblieben, sie war also Vereinsbeste (Bezugspunkt Vergleichsaspekt). Und bleibt nicht jede junge Schwimmerin mal in einem Jahr körperlich in der Entwicklung hinter den anderen zurück? Wahrscheinlich (Bezugspunkt Ergebnis).
Erinnern Sie sich für die Aufgabe nun an einige zurückliegende Misserfolge in den perfektionistischen Lebensbereichen, bei denen Ihr Selbstwert besonders stark eingebrochen ist – gibt es rückblickend auf den vier Dimensionen Möglichkeiten, die Bewertung durch andere Kriterien zu relativieren und so einen stabileren Selbstwert zu bewahren? Variieren Sie zusätzlich ihre Selbstwertbeurteilung täglich in den verschiedenen Dimensionen, sodass Sie sich darin trainieren, mindestens zwei verschiedene Vergleiche auf einer ausgewählten Dimension machen zu können.

5.3.4 Schritt 4: Bedingungslose Selbstannahme fördern

Nachteile des kontingenten Selbstwerts

Auch wenn ein nun breiter aufgestellter und geschickter bewirtschafteter *kontingenter Selbstwert* bereits eine große Erleichterung ist, so bleibt er doch immer noch eine Zeitbombe – denn wenn es einem *klinischen Perfektionisten* nicht gelingt, erfolgreich zu sein und seine hohen Maßstäbe zu erfüllen, dann besteht immer die Gefahr, dass er doch nach mehreren Fehlschlägen darin zurückfällt, sich als einen wertlosen, elenden Menschen anzusehen. Ganz sicher kann er nicht sein.

Zudem stellt selbst der beste *kontingente Selbstwert* gewöhnlich einen Perfektionisten und seinen scharfen Verstand nicht dauerhaft zufrieden: Eine ausgezeichnete Schwimmerin, sehr gut in Chemie, aber nur mittelmäßig in Französisch, hat große, aber schlanke Füße, einen skurrilen Humor, hat Angst vor Spinnen und fährt gern und gut Rad … gibt es irgendein objektives Maß, wie diese weit auseinander liegenden und sehr subjektiven Aspekte zu einem einzigen gültigen Selbstwert verrechnet werden können? Ist das nicht pure Willkür? Unterliegt also nicht selbst der beste *kontingente Selbstwert* nur einem beliebigen und potenziell gefährlichen *Selbsteinschätzungsspiel*? Sollte man es da nicht besser ganz lassen?

Unbedingte Selbstannahme

Da ist sicher etwas dran. Daher ist es unbedingt lohnenswert, auch den Anteil *unbedingter Selbstannahme* am Selbstwert zu steigern. *Sich annehmen* heißt mehr als die nüchterne Anerkennung, eben so oder so zu sein („Ach, so bin ich eben") – sie bedeutet, auf der eigenen Seite zu stehen, sich wertzuschätzen, zu mögen, eine oft früh erworbene *Selbstbejahung*: Man steht zu sich, ohne großes Warum und Wieso. Würde man versuchen, dieses *sprachlose Empfinden der Selbstannahme* in Worte zu fassen, dann würde es vielleicht so klingen: „Ich beschließe einfach (oder es ist längst beschlossen), mich selbst wertzuschätzen, mich selbst mit Respekt zu behandeln, unabhängig von den Zufällen von Erfolg oder Misserfolg, angenehmen oder unangenehmen Eigenschaften, äußerer Anerkennung oder Verachtung. Ich bin schon in Ordnung".

Vorteile der unbedingten Selbstannahme

Und eine solche *Selbstannahme* wirkt: Studien bestätigen, dass sie relativ immun macht gegen die Fluktuationen der Selbstbewertung angesichts wechselnder Erfahrungen im Leben. Personen mit ausgeprägter unbedingter Selbstannahme zeigen weniger Selbstwert-Labilität z. B. in Situationen, in denen ihre Leistung kritisiert wird (Chamberlain u. Haaga 2001) – sie auszubauen lohnt sich besonders für Perfektionisten, denn fast alle Formen von Perfektionismus sind verbunden mit einem eher geringen Maß an unbedingter Selbstakzeptanz (Sturman et al. 2009). In der Psychotherapie haben sich unterschiedliche Wege entwickelt, sich von einer solchen unbedingten Selbstannahme zu überzeugen und sie einzuüben.

■ Der humanistische Weg – Menschenliebe

Das humanistische Argument

Nach einer *humanistischen oder existentialistischen Grundannahme* kommt dem menschlichen Leben, manchmal auch jeglichem Leben, eine besondere Würde schon qua Geburt zu – „Being is good" (Ellis 2005, S. 40), wie es der Psychologe Ellis knapp auf den Punkt gebracht hat. Danach hängt der Wert des Menschen, anders als der von Dingen, nicht davon ab, wie nützlich sie sind – man verschrottet Menschen nicht wie alt gewordene Autos. Im Gegenteil: Der Wert des Menschen ist eine feste Konstante, die sich nicht mit seinem wandelnden Gebrauchswert über das Leben hinweg verändert. Menschen sind wertvoll als denkende, bewusste Lebewesen, die in der Lage sind, ihre eigene Zukunft zu gestalten. Ausformuliert klingt diese Form der unbedingten Selbstannahme so: *„Ich akzeptiere mich so wie ich bin, als einen fehlbaren Menschen, wie alle anderen. Und als dieser Mensch bin ich an sich wertvoll, ganz unberührt davon, ob ich etwas erreiche im Leben oder nicht".*

Verschiedene Übungen können dabei helfen, eine solche humanistische Selbstachtung zu vertiefen, so dass sie zu einer inneren Überzeugung wird, die hilft, die Selbstabwertung klinischer Perfektionisten zu verhindern:

Experimente 9 – Der Wert des Menschen

- *Spiegelübung:* Stellen Sie sich nackt vor den Spiegel und beobachten Sie sich genau, während Sie zu sich sagen: „Welche Fehler und Unzulänglichkeiten ich auch immer habe, ich akzeptiere mich vorbehaltlos und ganz. Weil ich an sich wertvoll bin als Mensch. Meine Würde ist nicht abhängig von Erscheinung oder Erfolg".
- *Selbstbeobachtungsübungen bezüglich der eigenen Gefühle:* Beobachten Sie Ihre eigenen Gefühle und Gedanken und kommentieren wieder: „Ich fühle mich jetzt so und so und ich akzeptiere es uneingeschränkt. Mein Wert hängt nicht davon ab, ob ich meine eigenen Gefühle oder Gedanken schätze – ich bin an sich wertvoll."
- *Beobachtungsübung:* Beobachten Sie andere Menschen auf deren Mängel und Schwächen hin und ergänzen wieder, diesmal still: „ ... aber dein Wert bleibt davon ganz unberührt, du bleibst als Mensch wertvoll."
- *Perspektivwechsel:* Beobachten Sie im Alltag auf die eine oder andere Weise eingeschränkte Menschen, etwa einen Rollstuhlfahrer. Halten Sie diese für weniger wert als Mensch? Hören Sie auf die dabei spontan aufwallende Empörung. Aber wenn dies für die anderen gilt ... warum sollte es dann nicht auch für Sie selbst gelten? Was haben gerade Sie getan, dass diese automatische Anerkennung eines Menschen trotz seiner Schwächen für Sie selbst nicht gelten darf?

- **Der wissenschaftlich-sprachkritische Weg – auf sich verzichten können**

Viele Wissenschaftler und Sprachkritiker haben sich schon an dem Wörtchen „ist" gestoßen. Mit ihm kategorisieren Menschen das Verhalten einer

Egolosigkeit

Person zu einer Eigenschaft, die es so in der realen Welt nicht gibt. „Müller *hat* einige bemerkenswerte mathematische Fähigkeiten" verwandelt sich durch das Verb „sein" schnell in „Müller *ist* ein bemerkenswerter Mathematiker". Und genauso geht es bei der kontingenten Selbstbewertung: Aus einem „Ich habe meine Ziele beim Schwimmwettbewerb nicht erreicht (ich *habe* hier versagt)" wird „Ich *bin* eine Versagerin". Es ist eine Sache, die so nur in der Sprache existiert, nicht in der Wirklichkeit der konkreten Dinge und Verhaltensweisen. Man *hat* vielleicht bei den Schwimmmeisterschaften kein gutes Rennen gemacht, aber *ist* man wirklich je eine gute oder schlechte Schwimmerin? Geschweige denn ein erfolgreicher Mensch oder eine Versagerin? Und was hat man überhaupt davon, solche umfassenden Aussagen über sich oder andere Menschen zu machen?

Die Vertreter solcher kritischen Überlegungen schlagen daher eine radikale Lösung vor: Verzichten Sie doch ganz auf jede globale Selbstbewertung! Ja verzichten sie überhaupt auf ein Selbst, von dem Sie doch nur behaupten können, es *sei* dieses oder jenes! Diese Einstellung einer *radikalen Egolosigkeit* ist keine einfache Aufgabe – sie ist kontraintuitiv und gewöhnungsbedürftig, aber durchaus einleuchtend: Das Selbst wird hier verstanden als alle seine Handlungen und Erfahrungen. Man kann eigentlich nur darauf verzichten, das komplette Selbst allein durch eine Teilmenge zu bewerten – und sollte sich lieber damit begnügen, die eigenen Handlungen zu bewerten (Ellis 2005). Es ist eine Art unbedingte Selbstannahme durch Selbstverzicht. Als Grundeinstellung kann das so klingen: „*Menschen, ich auch, bestehen aus derart unübersehbar vielen Facetten, dass ein komplettes Urteil über die eigene Person überhaupt nicht möglich ist. Außerdem hat niemand etwas davon. Ich beurteile nur noch meine konkreten Handlungen. Und verzichte auf so etwas wie ein Selbst.*"

Einige Übungen können helfen, eine solche Form der Selbstakzeptanz anschaulicher zu machen und näherzubringen.

Experimente 10 – Auf ein Selbst verzichten lernen
- *Sich zerknüllen:* Schreiben Sie auf je einen kleinen Zettel Aussagen wie „Ich bin … ein Versager, ein Genie", „Ich *bin* ein schlechter Vater", „Ich *bin* ein mittelmäßiger Psychotherapeut", „Ich *bin* ein guter Jogger". Dann knüllen Sie den jeweiligen Zettel zusammen und werfen jede einzelne dieser übertriebenen Pauschalaussagen weg.
- *Anders sprechen lernen:* Versuchen Sie an einem Tag in der Woche nur Ihre Handlungen (oder die anderer Leute) zu bewerten, nie die globale Person: „Ich kann weiter springen als X (aber nicht: Ich bin ein guter Weitspringer)", „Ich kann gut einparken (aber nicht: Ich *bin* ein guter Autofahrer)", „Meinen dicken Bauch finde ich ätzend (aber nicht: Ich bin zu dick)". Werten Sie ihre Erfahrungen aus: Was hat sich durch einen solchen anderen Umgang mit dem eigenen Selbst geändert, besonders bei Misserfolgen?

▪ Der praktische Weg – Selbstmitgefühl

Die beiden bisherigen Varianten unbedingter Selbstannahme sind eher nachdenklicher, philosophischer Natur und vielleicht nicht jedermanns Sache. *Selbstmitgefühl* ist dagegen eine praktische Variante *unbedingter Selbstannahme*, die eher nach der alten Maxime *Es gibt nichts Gutes, außer man tut es* funktioniert. Wer Selbstmitgefühl praktiziert, so der Grundgedanke, der ist bei einem Misserfolg mit sich selbst *auf eine trostvolle Weise* beschäftigt. Selbstmitgefühl bedeutet so etwas wie sich selbst ein tätiger Freund zu sein.

Dieser fürsorgliche Umgang ist praktizierte unbedingte Selbstannahme und umfasst drei Aspekte:

1. Freundlichkeit zu sich selbst, auch und gerade bei Misserfolgen oder Schicksalsschlägen;
2. Leiden und Schwierigkeiten als eine allgemeine menschliche Erfahrung ansehen;
3. achtsam bleiben, also dem Gegenwärtigen zugewandt, aber ohne Bewertung.

Und auch eine Studie konnte zeigen: Personen, die achtsamer im Alltag sind, haben mehr unbedingte Selbstakzeptanz und auch einen höheren Selbstwert (Thompson u. Waltz 2008). Man kann diese Form tätiger Selbstannahme etwa so in Worte fassen: *„Da ist mir wirklich etwas Schlimmes schiefgegangen. Komm', mach' dir nichts draus und tröste dich drüber weg. Da bist du in guter Gesellschaft … wem geht im Leben nicht mal etwas Wichtiges daneben. Aber jetzt kümmere dich wieder um das Konkrete."*

Einige Übungen können *klinischen Perfektionisten* auch Selbstmitgefühl näherbringen, um die eigene *unbedingte Selbstannahme* auf diesem Weg zu fördern.

Fürsorglich mit sich selbst sein

Experimente 11 – Selbstfürsorge üben

━ *Empathischer Perspektivwechsel:* Überlegen Sie, wie sie mit einem Freund, ihrem Partner, einem Kind umgehen, dem etwas misslungen ist … werden Sie denjenigen nicht versuchen zu trösten? Sachte fragen, wie es ihm jetzt geht? Sich um ihn kümmern? Sagen, dass es doch wirklich jedem passieren kann? Und vielen wirklich schon passiert ist? Dass derjenige nicht allein ist? Sich nun aber doch nicht zu sehr da hineingeben sollte, sondern besser in die Gegenwart zurückkehren? Haben Sie diese Haltung gut vor Augen? Dann übertragen Sie sie nun auf sich selbst, wenn Ihnen selbst etwas schiefgeht, und versuchen sie diese bei dem nächsten Fehler.

━ *Mentales Tagebuch zum Selbstmitgefühl:* Versuchen Sie sich abends noch einmal *den* Misserfolg des Tages zu vergegenwärtigen. Anschließend probieren Sie dabei immer wieder, die beschriebene Haltung sich selbst gegenüber einzunehmen.

Literatur

Bonelli RM (2014) Perfektionismus. Wenn das Soll zum Muss wird. Pattloch, München

Branden N (2014) Die 6 Säulen des Selbstwertgefühls. Erfolgreich und zufrieden durch ein starkes Selbst. Piper, München

Chamberlain JM, Haaga DA (2001) Unconditional self-acceptance and psychological health. Journal of Rational-Emotive & Cognitive-Behavioral Therapy, 19, 163–176

Cohen ED (2007) The new rational therapy. Rowman & Littlefield, Lanham

Crocker J, Nuer N (2003) The insatiable quest for self-worth: Comment. Psychological Inquiry, 14, 31–34

Egan SJ, Wade TD, Shafran R, Antony MM (2014) Cognitive-behavioral treatment of perfectionism. Guilford, New York

Ellis A (2005) The myth of self-esteem. Prometheus Books, New York

Flett GL, Hewitt PL (2004) The cognitive and treatment aspects of perfectionism: Introduction to the special issue. Journal of Rational-Emotive & Cognitive-Behavioral Therapy, 22: 233–240

Guggenberger B (1987). Das Menschenrecht auf Irrtum. Hanser, München

Hoffman S, Otto MW (2008) Cognitive-behavior therapy of social phobia: Evidence-based and disorder-specific treatment techniques. Routledge, New York

Illouz E (2012) Warum Liebe weh tut. Eine soziologische Erklärung. Suhrkamp, Berlin

Johnson M (1998) Self-esteem stability: The importance of basic self-esteem and competence strivings for the stability of global self-esteem. European Journal of Personality, 12: 103–116

Koivula N, Hassmen P, Fallby J (2002) Self-esteem and perfectionism in elite athletes: effects on competitive anxiety and self-confidence. Personality and Individual Differences, 32: 865–875

Perry J (2012) Einfach liegen lassen. Das kleine Buch vom effektiven Arbeiten durch gezieltes Nichtstun. Riemann, München

Potreck-Rose F, Jacob G (2003) Selbstzuwendung Selbstakzeptanz Selbstvertrauen. Psychotherapeutische Interventionen zum Aufbau von Selbstwertgefühl. Klett-Cotta, Stuttgart

Robertson (2010) The philosophy of cognitive-behavioural therapy (cbt). Stoic philosophy as rational and cognitive psychotherapy. Karnac, London

Ruthe R (2003) Die Perfektionismus-Falle ... und wie Sie ihr entkommen können. Brendow, Moers

Schmid W (2000) Auf der Suche nach einer neuen Lebenskunst. Suhrkamp, Frankfurt aM

Shafran R, Egan SJ, Wade TD (2010) Overcoming perfectionism. a self-help guide using cognitive behavioral techniques. Constable & Robinson, London

Slaney RB, Ashby JS (1996) Perfectionists: Study of a criterion group. Journal of Counseling and Development, 74: 393–398

Somov PG (2010) Present perfect. New Harbinger, New York

Sturman ED, Flett GL, Hewitt PL, Rudolph SG (2009) Dimensions of perfectionism and self-worth contingencies in depression. Journal of Rational-Emotive & Cognitive-Behavioral Therapy, 27: 213–231

Thompson BL, Waltz JA (2008) Mindfulness, self-esteem, and unconditional self-acceptance. Journal of Rational-Emotive & Cognitive-Behavioral Therapy, 26: 119–126

Tomasello M (2014) Eine Naturgeschichte des menschlichen Denkens. Suhrkamp, Berlin

Wuketits FM (2013). Animal irrationale. Eine kurze (Natur-)Geschichte der Unvernunft. Suhrkamp, Berlin

Perfektionsfrei leben – letzte Lockerungen gegen den Optimierungszwang

© Springer-Verlag GmbH Deutschland 2017
N. Spitzer, *Perfektionismus überwinden*,
DOI 10.1007/978-3-662-53186-0_6

Zwei von den drei Aspekten eines *klinischen Perfektionismus* sind bis hierher – hoffentlich erfolgreich – verändert worden: die Starre der Maßstäbe und die Erfolgsabhängigkeit des Selbstwerts. Was übrig bleibt, ist kein *klinischer, belastender Perfektionismus* mehr, sondern nur noch ein besonderer Ehrgeiz, ein *flexibles Exzellenzstreben*, das relativ immun gegenüber den unausbleiblichen gelegentlichen Misserfolgen ist. Ein flexibler Perfektionist verfolgt ebenfalls ehrgeizige Ambitionen und Maßstäbe, kann aber Ausnahmen davon einigermaßen ertragen, wenn es die Umstände verlangen, und sein Selbstwert bricht nicht gleich bei jedem Misserfolg in sich zusammen.

> Die drei Bestimmungsparameter klinischen Perfektionismus und ihre mögliche Veränderung:
> 1. *Die sehr hohen Ansprüche senken*: Sich also keine unerreichbaren oder nur sehr schwer erreichbaren Ziele mehr setzen.
> 2. *Die starren Ansprüche flexibilisieren*: Nicht mehr absolut und rigide fordern, die eigenen Ansprüche unter allen Umständen erfüllen zu müssen.
> 3. *Einen immuneren Selbstwert entwickeln*: Den Selbstwert unabhängiger vom Erreichen oder Verfehlen perfektionistischer Maßstäbe machen.

Hohe Maßstäbe senken?

Mit dem verbliebenen Bestimmungsparameter des Perfektionismus, den ehrgeizigen Ansprüchen oder Maßstäben, ist es nun so eine Sache ... soll man sie überhaupt ändern (▶ Kap. 1)? Exzellenzstreben gilt schließlich in der aktuellen Optimierungsgesellschaft als neue Normalität des gesunden Menschen (▶ Kap. 2). Sehr ehrgeizige Maßstäbe machen heute längst nicht misstrauisch, wie Forscher in Bezug zum Perfektionismus nicht müde werden zu betonen – „Menschen mit hohen Maßstäben […] sind nicht von Perfektionismus verkrüppelt" (Egan et al. 2014, S. 151, Übers. v. Autor). Der Mensch soll schließlich nicht auf billige Durchschnittlichkeit reduziert werden – und machen nicht hohe Ideale überhaupt erst eine weitreichende Entwicklung des Lebens und der Person möglich? Diese Weltanschauung haben Sie inzwischen zur Genüge kennengelernt. Aber ist das wirklich das letzte Wort zum Perfektionismus? Vielleicht ist die eine oder der andere über die Beschäftigung mit dem eigenen Perfektionismus in ein tieferes Nachdenken darüber gekommen, ob sie oder er wirklich zu diesen emsigen Optimierern, dieser modernen *Spezies des gemeinen Exzellenzstrebers,* gehören möchte. Soll man mit dem Veränderungsprozess am eigenen Perfektionismus wirklich an dieser Stelle aufhören? Und die eigenen hohen Maßstäbe unhinterfragt weiter betreiben?

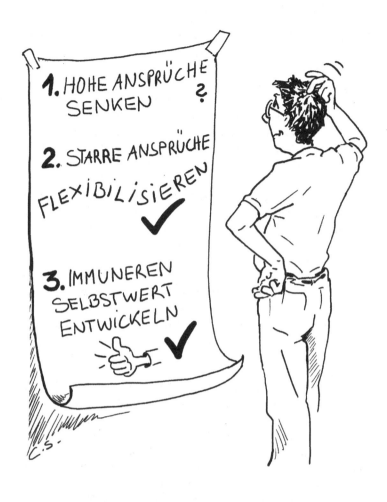

6.1 Ist etwas nicht sexy am flexiblen Perfektionisten?

Was ist das eigentlich für jemand, dieser ehrgeizige Exzellenzstreber? Machen die hohen Ideale und Maßstäbe, an denen er sich orientiert, wirklich eine beeindruckende Persönlichkeitsentwicklung erst möglich? Oder wirkt er nicht auch wie einer, der alle möglichen vorbereitenden Dinge für ein gutes Leben aufhäuft – optimale Leistungen, eine gute berufliche Position und ein gutes Einkommen, einen trainierten, angenehm anzusehenden und gesunden Körper, ein überragendes Wissen –, aber gerade durch diese umtriebigen Besorgungen einfach nicht dazu kommt, diese Vorzüge zu genießen … einfach mal zu leben? Wie ein Schriftsteller, der sich immer neue Stifte kauft und sich Gedanken um den besten Schreibtisch macht, aber so das Schreiben immer mehr aufschiebt? Ein Läufer, der sich immer wieder die neuen und besten Laufschuhe besorgt und so mehr Zeit in Sportgeschäften als auf der Strecke verbringt? Der Urlauber, der statt zu verreisen immer wieder

Die Vertagung des Eigentlichen

neue Reiseführer durchliest und Hotelseiten studiert, auf der Suche nach dem besten aller Orte … aber letztlich nie verreist? Jemand, der eher viel hat, aber gerade deswegen wenig ist? Gibt es nicht vielleicht längst zu viel von dieser *Vertagung des Eigentlichen*? Haben wir Exzellenzstreber unsere *Gegenwartsfähigkeit* verloren?

Der flexible Perfektionist und das Glück

Wen sieht man bei einem langen eindringlichen Blick auf einen *flexiblen Perfektionisten* eigentlich? Er ist das Bild eines nutzenmaximierenden Menschen, der versucht, das Beste für sich und aus sich herauszuholen. Sein Leitziel ist der größtmögliche Erfolg, vielleicht noch eine exzellente Leistung, letztlich aber Produktivität – und dafür, das muss man zugeben, ist der *flexible Perfektionist* wirklich ideal geeignet. Aber kriegt er deswegen alle anderen wichtigen Lebensziele zu dieser Produktivität auch gratis dazu: gesund bleiben, lange leben, glücklich sein, eine bekömmliche Beziehung zur Welt haben, Zeit zum Genießen? Für diese Ziele lernt der flexible Perfektionist, so erfolgreich er ist, wohl höchstens zufällig und nebenher etwas Brauchbares. Der flexible Perfektionist ist schließlich der *ideale Optimierer*, der immer versucht, effizient zu sein – schnell und gut: Er ist erfolgreich gerüstet für den Wettbewerb – aber für mehr auch nicht. Er hat sich die bestimmenden Wettbewerbsprinzipien zu Eigen gemacht – Leistung und Erfolg: Der frühe Vogel fängt den Wurm, die Konkurrenz schläft nie. Manche Gegenwartsdiagnostiker sprechen schon von einer *neuen Keuschheit:* „Der Zölibat erntet Hohn und Spott. Aber die Idee, sich einer großen Sache so entschlossen zu widmen, dass daneben kein Raum für Sinnlichkeit und Muße mehr bleibt, hat in anderen Sphären strikte Anhänger" (Greiner 2014, S. 77).

Flexibler Perfektionismus und das gute Leben

Vielleicht sind der „frühe Wurm" und Schlafmangel aber nun nicht alles, was wir Menschen wollen – und dem einen oder der anderen sind bei der bisherigen Lektüre doch Zweifel gekommen, ob nicht die ehrgeizigen hohen Ansprüche und Maßstäbe hinterfragt werden sollten. Die nächsten Kapitel versuchen, den *flexiblen positiven Perfektionismus* aus einer anderen Perspektive als derjenigen von Erfolg und Produktivität noch einmal zu beleuchten – nämlich aus dem Blickwinkel des guten Lebens. Steht etwa selbst das noch so flexible Verfolgen hoher ehrgeiziger Maßstäbe im Widerspruch zu einem guten Leben? Oder hat es prinzipiell überhaupt etwas damit zu tun? Viele maßgeblichen Meinungsbildner scheinen sich zurzeit darauf geeinigt zu haben: Die Vollkommenheit anzustreben, das Optimale, ist sinnvoll. Aber: Ist das wirklich so? So fragt sich der nachdenkliche Zeitgenosse: Ist es nicht nur eine Bauanleitung für eine weitere Ich-AG, in der man die eigene Person bloß ökonomisch verwertet, statt für ein gutes Leben einsetzt – ein vielseitiges Leben, dass es zulässt, sich an allem zu orientieren, was einen wirklich angeht und berührt? Und lohnt sich eigentlich die ganze Anstrengung überhaupt?

Die harte Welt des Perfektionisten

Der *Exzellenzstreber* scheint nicht nur für bestimmte Lebensziele besser geeignet als für andere, er scheint auch wie für eine bestimmte Welt gemacht. Er, der *flexible Perfektionist*, ist eine sehr anpassungsfähige Person – in der Lage, sich an die Herausforderungen der Gegenwart mit der nötigen Elastizität anzupassen. Und das scheint auch nötig in einer Welt, die sich immer verändert und in der immer mehr Lebensbereiche durch Wettbewerb und Konkurrenz organisiert sind. Man muss sich schon beständig anstrengen, selbst weiterkommen, um nicht gegen die anderen zurückzufallen. Und gerade in dieser heiklen Lage einer beständig gefährdeten Position in der Welt, dem Fehlen von Sicherheit und Stabilität scheint die Starre des *klinischen Perfektionismus* bedrohlich zu sein. Es ist das Bild der Welt als eine Art Spukschloss – und für den Aufenthalt in ihm scheinen nur besonders hart gesottene Geisterjäger geeignet, die beständig alle ihre Kräfte anspannen (Böhme 2016). Sich *flexibel perfektionistisch* zu verhalten wirkt wie ein Art Schutzzauber vor den besorgt betrachteten hohen Daseinsrisiken auf diese Weise vorgestellten Welt. Aber ist „die Welt" so? Muss man sie wirklich so sehen?

6.2   Ohne ehrgeizige Maßstäbe und Ambitionen glücklich leben

Geht es Ihnen manchmal wie mir? Man macht morgens das Radio an … und schon nach fünf Minuten kann man sich gar keine andere Welt mehr vorstellen, als diese katastrophale und risikoreiche – und auch keine andere Lebensweise als eine, die alle Kräfte zusammennimmt, um immerhin halbwegs in ihr zurechtzukommen. Oder wenigstens nicht zurückzufallen. Und wo finden sich heute noch Alternativen zum Exzellenzstreben und Optimieren? Kann man solche überhaupt noch denken? Und wie bringt man sie in den eigenen Alltag?

In lockerer Folge werden daher sechs Gegenbilder zum allgemeinen *Exzellenzstreber*, dem *positiven Perfektionisten*, vorgeführt, die zumindest probeweise zu einer anderen Lebensweise einladen. Manche wirken inzwischen ganz legitim und längst integriert in ein aktivistisches, ehrgeiziges Freizeitleben, andere haben immer noch eine schlechte Presse und kommen ein wenig provokant daher. Mit dem Aufstieg des Exzellenzstrebens kam es schließlich auch zu einer Diffamierung gegenüber allen anderen Zuständen – Trägheit, Müßiggang oder Dilettantismus werden nun noch misstrauischer angesehen als zuvor schon. Bis heute dauert diese Verteufelung vom Gegenteil des Arbeitsamen an und in der Literatur zum Perfektionismus klingt dieser verächtliche Ton ungebrochen fort: „Ja, auch das Streben nach Perfektion ist eigentlich Kennzeichen von gesunder Lebendigkeit: Wer das Interesse an persönlicher Verbesserung völlig verloren hat, hat sich selbst aufgegeben und baut naturgemäß ab" (Bonelli 2014, S. 269).

Möglicherweise ist der Wunsch, immer – wenn auch flexibel – nach dem Optimalen zu streben, nur eine fixe Idee? Und wenn ja, wie befreit man sich aus dem Würgegriff solch einer fixen Idee? Genau dazu dienen die folgenden *Gegenbilder,* die darauf hinweisen, dass es auch anders gehen könnte – nebst Übungen als Wegbeschreibung, dahin zu gelangen. Folgt man im eigenen Alltag solchen Gegenbildern eine Weile und macht sich mithilfe von Übungen mit ihnen vertraut, dann

Sechs alternative Lebensweisen zum flexiblen Perfektionismus

Optimierung als fixe Idee

funktionieren sie wie Unterbrecher-Rituale des Selbstverständlichen – man folgt ihnen eine Zeit lang, um Abstand vom Anspruch sehr hoher Maßstäbe als einer selbstverständlichen Lebensweise zu gewinnen. Diese Gegenbilder sollen in der Praxis Freiräume eröffnen, indem sie Andersartigkeit spürbar zu machen. Es geht darum, alternative Räume für sich zu schaffen, in denen probeweise gelebt werden kann, was vielleicht ein besseres Leben wäre: gerade auch für ehemalige klinische Perfektionisten. Es geht also um kleinere oder größere Fluchten, um die Erfolge der Schwachen gegen die Starken, um gelungene Streiche, darum, dem Produktiven ein Schnippchen zu schlagen. Und dann vielleicht noch eins: Es geht um alltägliche und vielleicht nur ein bisschen verrückte Lebenskunst.

Ein bekömmlicheres Weltbild

In den Gegenbildern zur Optimierung – z. B. dem Dilettantismus oder der Faulheit – geht es nicht allein um die sanft rebellische Lust daran, sich nicht mehr dem täglichen Optimierungszwang und dem Exzellenzstreben als selbstverständlich glücksverheißendes und manchmal erstickendes Lebensmodell anzuschließen. In ihnen wird ohne viele Worte auch ein anderes Weltbild gelebt. Warum sich mit den Gegenbildern also die Welt nicht prinzipiell als einen freundlicheren Ort vorstellen anstelle eines neoliberalen Jammertales? Die Gegenbilder stehen damit eher für eine Welt, bei der man sich einen der wenigen Plätze an der Sonne nicht ständig durch perfekte Leistungen und hohe Ansprüche erarbeiten muss. Die wundersame Welt der Gegenbilder ist also positiver und bestraft Unbekümmertheiten, Träumereien und Sorglosigkeit nicht sofort durch sozialen Abstieg.

Und nicht zuletzt: Jedes Gegenbild ist ein anderer *modus vivendi*, eine andere Lebensweise, die einen anderen Blick auf Perfektionismus erlaubt. Es sind Gedankenspiele, aber auch durchaus lebbare Gegengifte gegen ein von hohen Ansprüchen überschwemmtes und scheinbar alternativloses Leben. Wollen Sie es nicht einmal versuchen? Es geht um relativ risikofreie Verwandlungen – nur zur Probe. Es sind aufgespeicherte Träume eines besseren Lebens in einer besseren Welt, die auch mit geringeren Vorhaben auskommen könnte. Die Gegenbilder gehen über die bloße Vermeidung von gesundheitlichen Folgen durch Perfektionismus hinaus – sie suchen nach Fußspuren anderer Lebensweisen in einer optimierungsbegeisterten Gegenwart. Sie sollen anregen, sich in einer sehr pragmatischen Zeit Illusionen zu machen.

Literatur

Böhme G (2016) Ästhetischer Kapitalismus. Suhrkamp, Berlin
Bonelli RM (2014) Perfektionismus. Wenn das Soll zum Muss wird. Pattloch, München
Egan SJ, Wade TD, Shafran R, Antony MM (2014) Cognitive-behavioral treatment of perfectionism. Guilford, New York
Greiner U (2014) Schamverlust. Vom Wandel der Gefühlskultur. Rowohlt, Hamburg

Der Faulenzer

© Springer-Verlag GmbH Deutschland 2017
N. Spitzer, *Perfektionismus überwinden*,
DOI 10.1007/978-3-662-53186-0_7

Der zufrieden Untätige

Keine Lebensweise hebt sich so grell vom *Perfektionisten* ab wie die des *Faulenzers* – er ist das auffälligste Gegenbild jedes Tätigen. Morgens dreht er sich einmal um … noch einmal … und wundert sich, vage überrascht, wie schnell es darüber Mittag werden konnte. Die eigenen Potenziale entwickeln? Zufriedenheit durch das Erreichen ehrgeiziger Ziele und Maßstäbe? Schneller, höher, weiter – als Sinngebungsaspekte des Lebens? Der Faulenzer wird über solche positiven Vorstellungen im Zusammenhang mit einem *flexiblen Perfektionismus* bestenfalls etwas verständnislos blinzeln … und stattdessen nach seiner eigenen Zufriedenheit zwischen den Kissen suchen.

Der Perfektionist als Workaholic

Perfektionisten sind gewöhnlich hingebungsvoll Tätige, sie stabilisieren ihren Selbstwert nicht allein durch Erfolge, sondern auch durch beständige Aktivität: Sie sind wahre Arbeitstiere, oft sogar verbissene Workaholics (Sturman et al. 2009). Selbst der flexible Perfektionist und Exzellenzstreber ist ein Aktivist, ganz im Rhythmus der spätmodernen Atmosphäre allgemeiner Unruhe: Überall um in her herrscht schließlich ebenfalls Mobilmachung und ein Faible für Neues, die gar nicht mehr infrage gestellt werden dürfen. Unruhige Aktivität ist ein Daseinsgefühl, das man kaum noch bemerkt, so selbstverständlich ist es geworden.

Frau N. hat durch ihre ehrgeizigen Ziele viel erreicht. Sie hat eigentlich immer gearbeitet in ihrem Beruf als Krankenschwester, natürlich möglichst Vollzeit, auch parallel zu ihren beiden Kindern. Und wenn sie ehrlich zu sich ist – das Haus hat eigentlich auch sie selbst nicht nur größtenteils finanziert, sondern schon damals alles um den Kauf geplant … nicht ihr Ehemann.

Was zu tun ist, das organisiert sie über Wochenpläne. Jeder macht doch eigentlich solche detaillierten Pläne wie sie – davon ist sie überzeugt –, in denen die Menschen eben abstecken, was sie in dieser halben Stunden zu tun haben und in jener. Da ist sie sicher nicht anders als alle Welt. Na gut, eine Besonderheit haben ihre Wochenpläne dann schon: Sie schreibt sie immer bereits für die nächsten drei bis sechs Monate im Voraus. Da ist schließlich so viel zu tun ... jetzt, im Hochsommer, hat sie ihre Pläne bereits bis Weihnachten geschrieben. Und überhaupt: Immer wenn etwas schiefläuft oder unklar ist – in Arbeit stürzen hilft ihr dann schnell weiter: Dort ist alles so klar und zielgerichtet, man sieht immer das Ergebnis. So hat sie schon viel erreicht, keine Frage, aber neulich sind ihr beunruhigende Fragen gekommen: Geht es ihr eigentlich gut? Ist sie so eigentlich glücklich? Sie stockt ... lieber schnell wieder zu den Aufgaben, die so eine beruhigende Klarheit ausstrahlen.

7.1 Gefährlicher Aktivismus

Was ist eigentlich so unheimlich an Stagnation oder Stillstand? Warum scheint die Vorstellung des Abwartens heute so beunruhigend zu sein? Das sind die Fragen, die sich der *Faulenzer* stellt (vorausgesetzt, das Nachdenken artet nicht in Arbeit aus), wenn er sich umzingelt sieht vom idealen ungehemmten, kraftstrotzenden, schöpferischen Menschen, in dem sich die allgemeine Produktivitätsgläubigkeit manifestiert. Dem der Terminkalender im Smartphone einen angeblich erstrebenswerten Zeitplan vorgibt: 7 Uhr morgens, Sportstudio! Der Faulenzer weiß, dass das tägliche Abarbeiten an Dingen und ihrem heimlichen Widerstand, der erst einmal überwunden werden muss, Kraft kostet, etwas von der eigenen Wachheit und Energie abschabt und dass auch die frischeste Vitalität nicht ewig währt. Beständig findet ein Kräftemessen zwischen den Dingen und den Menschen, ihren Benutzern, statt, den aber Perfektionisten wie alle umtriebigen Verbraucher nicht wahrhaben wollen. Vielmehr werden die neuen Dinge, an die man sich ständig mühsam gewöhnen muss, als Segen des Fortschritts gepriesen.

> Sich aufreiben am Widerstand der Dinge

Der Faulenzer hat dies instinktiv durchschaut und weigert sich, derart abgerieben und aufgebraucht zu werden. Und dazu immer diese Verehrung von Arbeit und Leistung, die den Fortschritt gebracht hat ... Der Faulenzer erinnert sich an eine UN-Statistik: Durch Arbeit sterben jedes Jahr weltweit etwa zwei Millionen Menschen – das sind so viele, wie wenn die Terrorkatastrophe vom 11. September an jedem Tag des Jahres stattfände (Hodgkinson 2013). Nur erklärt deswegen niemand der Arbeit den Krieg oder verlangt, dass fiese Bilder von Unfällen oder erschöpft aussehenden Menschen an Firmen- und Bürotüren angebracht werden müssen. Das beständige Tätigsein mag die Menschen weitergebracht haben, aber was ist mit seinen negativen Folgen? Der Philosoph Blaise Pascal hat diese Seite im 17. Jahrhundert so skizziert: „Wenn ich es mitunter unternommen habe, die mannigfaltige Unruhe der Menschen zu betrachten, sowohl die Gefahren wie die Mühsale, denen sie sich [...]

> Vorsicht! Arbeit gefährdet Ihre Gesundheit!

aussetzen, woraus so vielerlei Streit, Leidenschaften, kühne und oft böse Handlungen usw. entspringen, so habe ich oft gesagt, dass alles Unglück der Menschen einem entstammt, nämlich dass sie unfähig sind, in Ruhe allein in ihrem Zimmer bleiben zu können" (ebd., S. 207).

Faulheit gleich befriedigendes Nichtstun

Der *Faulenzer* nimmt sich das sehr zu Herzen. Faulheit ist eigentlich leicht zu definieren: Sie ist vor allem Inaktivität, besonders aufreizend angesichts der Tätigkeit anderer. Sie ist zu nichts gut und findet vornehmlich zu Hause statt. Das selbstverständliche Primat des Machens gegen das Sein, des Tätigen gegen das Beschauliche wird von ihm versuchsweise umgekehrt. Und das mit einer gewissen souveränen Grandezza: Untätigkeit ist vornehm – Handeln dagegen etwas für Verlierer. Der Faulenzer ist ein souveräner Bummelant. Ihn begleitet gewöhnlich eine reizvolle Aura heiterer Unbesorgtheit. Neben dem Nichtstun charakterisiert ihn aber noch eine weitere Facette, nämlich eine möglichst sofortige Befriedigung aller Grundbedürfnisse, sodass sie in ihm gar keine Unruhe stiften können: Müde? Einfach hinlegen. Hunger? Wirklich viel essen. Erotischen Regungen nachkommen? Gern sofort, aber nur wenn es keine große Mühe macht. Bei befriedigten Grundbedürfnissen kann der Faulenzer nicht wirklich verstehen, was an weitergehenden Wünschen und Zielen noch derart reizvoll sein könnte, dass er sich dafür Mühe machen sollte. Lieber überlässt er sie den Strebsamen und Eifrigen – und dreht sein Gesicht auf der Wiese wieder der Sonne zu.

7.2   Utopien der Faulheit

Orte der Faulheit: Schlaraffenland und Paradies

Was Faulheit in ihrem Kern kennzeichnet, kann man den Beschreibungen ihres berühmten Utopia entnehmen, dem Schlaraffenland. Das Wort „sluraff" ist ein ab dem 15. Jahrhundert im Deutschen belegtes Wort für Faulenzer: Das Schlaraffenland entspricht den beiden Aspekten der Faulheit uneingeschränkt: Es ist ein Ideal von Untätigkeit bei Vollversorgung. Im Schlaraffenland steht dabei vor allem der volle Magen im Mittelpunkt, aber andere Lüste, besonders alkoholische und erotische kommen auch nicht zu kurz (Koch 2012). Diese Kombination von Reglosigkeit und befriedigten Grundbedürfnissen finden sich ebenso in anderen Träumen einer reizvollen Faulheit: Im Roman *Lucinde* von Friedrich Schlegel redet sich ein Liebespaar das schlechte Gewissen hinsichtlich der Faulheit aus, um einander wirklich genießen zu können: „Der Fleiß und der Nutzen sind die Todesengel mit dem feurigen Schwert, welche dem Menschen die Rückkehr ins Paradies verwehren" (Schlegel 1963, S. 34). Das höchste Leben sei dagegen fast pflanzenähnlich, ein *reines Vegetieren*.

Falsche Faulheit

Die aktive Welt ist geschickt und selbst die *Faulheit* muss sich gegen Versuche ihrer Vereinnahmung durch die Arbeitsamen und Eifrigen wehren. Ruhe jeglicher Art ist heute schließlich ein legitimes Sehnsuchtsziel jedes tätigkeitsgeplagten Zeitgenossen, vom Wellness-Wochenende über tibetanische Meditation bis zur Renaissance der Stoiker: endlich Nichtstun, die Seele baumeln lassen. Aber diese Ruhe ist häufig kein Selbstzweck, sondern sie schafft bloß Erholungsvorteile für die auf sie folgenden Tätigkeiten: ausruhen, um anschließend umso effektiver arbeiten zu können. Noch wichtiger ist es, die Faulheit nicht mit *Nichtstun als Effektivität* zu verwechseln, bei der ein Ziel mit möglichst wenig Aufwand erreicht wird. So lobt ein Autor die eigene Faulheit, „obwohl ich faul bin, habe ich alles erreicht" (Hohensee 2012, S. 8), aber er versteht darunter mehr eine geschicktere Aktivität gegenüber einem blinden Aktionismus, nicht eine wirklich grundlegende Faulheit mit ganz eigenem Recht. Hier steht Faulheit selbst sogar für eine Form der Optimierung: mit wenig Aufwand viel erreichen, lieber smart als hart arbeiten. Oder denken Sie an Kühe. Tiere liegen sprichwörtlich auf der faulen Haut und bieten sich als ein erfülltes Bild der Sehnsucht nach Faulheit auch für Menschen an. So sind Kühe schon zu Wellness-Ikonen hochgelobt worden: Es soll heute bereits Ferienorte in den Alpen geben, die Kurse anbieten, „in denen der Gast das meditative Hineinversetzen in das Wiederkäuen der Kühe lernt" (Koch 2012, S. 16). Und es gibt Internetseiten, die zur Beruhigung von Muh- und Malmgeräuschen begleitet werden. Etwa neun Stunden verbringen Kühe täglich mit Wiederkäuen, 30.000 Kaubewegungen täglich. Aber selbst Kühe machen heute nur noch nach außen einen gemächlichen Eindruck. De facto sind sie längst der Leistungsgesellschaft verpflichtete Milchmaschinen, die viel produzieren für wenige Jahre und dann vorzeitig sterben. In Milchbetrieben bleiben einer Kuh von ihrer natürlichen Lebenserwartung von ca. 20 Jahren nur noch 5 Jahre.

Schon früh in der Menschheitsgeschichte hat das große gesellschaftliche Bangemachen vor der Faulheit begonnen, wie man bereits im Alten Testament in den Sprüchen Salomos lesen kann (Bibel 2001, S. 768). Es ist letztlich immer die gleiche Drohung – Faulheit wird mit Untergang bestraft: „Geh' hin zur Ameise, du Fauler, sieh ihre Weise an und werde weise! Sie, die keinen Anführer, Aufseher und Gebieter hat, sie bereitet im Sommer ihr Brot, sammelt in der Ernte ihre Nahrung. Bis wann, du Fauler, willst du noch liegen? Wann willst du aufstehen von deinem Schlaf? Noch ein wenig Schlaf, noch ein wenig Schlummer, noch ein wenig Händefalten, um auszuruhen – und schon kommt wie ein Landstreicher deine Armut und dein Mangel wie ein unverschämter Mann."

Es ist immer das Gleiche: Die Verteidiger des Tätigseins pflegen eine Art paranoides Bewusstsein – man ist umzingelt von Bedrohungen und Konkurrenz und daher darf wirklich keine Sekunde von den eigenen Anstrengungen abgelassen werde. Nicht umsonst geht *Perfektionismus* viel häufiger mit Gefühlen von Angst oder Scham einher

Angst vor dem Faulenzen

als mit Stolz oder anderen triumphalen Regungen – man hat es mit allen Anstrengungen trotzdem gerade noch einmal geschafft. Oder wie der Philosoph und Arbeitsfreund Thomas Carlyle schon im 18. Jahrhundert schrieb: „Jeder untätige Augenblick ist Verrat" (Hodgkinson 2013, S. 38).

Das Weltbild des Faulenzers

Aber was wenn die Welt gar nicht so ist, dass sie jeden Moment der Untätigkeit mit unerreichten Lebenszielen, Zurückbleiben hinter der Konkurrenz und sozialem Abstieg bestraft? Faulenzer gehen intuitiv von einer anderen Welt aus: Es ist eine Welt, in der Menschen sich nicht allein nutzenmaximierend verhalten müssen, um durchzukommen. Der Mensch ist aus ihrer Sicht gar kein zweckrationaler *homo oeconomicus.*

Der Strand von Tunix

Als eine der schönsten Verteidigungen der Faulheit gilt Paul Lafargues 1883 erschienene Streitschrift *Das Recht auf Faulheit* (2010). Er verschreckt darin die anderen Sozialisten mit der Idee, dass der Kampf für ein Recht auf Arbeit eigentlich eine Schande für das Proletariat sei. Für ihn sind dagegen in der idealen Zukunft maximal drei Stunden tägliche Arbeit erlaubt, die Dank Maschinenhilfe für das Lebensnotwendige ausreichen. Der Rest der Zeit vergeht mit frei gewählten Aktivitäten, aber bei Lafargue ist auch und gerade das bloße Nichtstun vorgesehen. Und nur noch ein weiteres kleines Beispiel: 1978 hielten linke Gruppen in Berlin den *Tunix-Kongress* ab. 20.000 kampfesmüde Revolutionäre der 68er-Generation pilgerten zur Technischen Universität, um an den *Strand von Tunix* (Felsch 2015) auszuwandern, wie es hieß.

Die Freudlosigkeit des Perfektionisten

Was für ein Bild gibt eigentlich der *flexible Perfektionist* aus dem Blickwinkel des Faulenzers ab? Der Faulenzer ist im Kern genießerisch, er pflegt das befriedigende Nichtstun. Im Kontrast dazu sticht am flexiblen Perfektionisten besonders eine gewisse unbefriedigende Freudlosigkeit ins Auge, die Neigung zu einer frustrierten Haltung des Weitermachens in Anstrengung. Nicht nur, dass extrem hohe Maßstäbe sich zwangsläufig seltener erfüllen als niedrige: Selbstformungen an hohen Maßstäben sind auch gewöhnlich lange, mithin nicht abschließbare Projekte, die in der Art eines Lebensplans über lange Zeit angestrebt werden müssen, ohne erreicht zu werden. Die Befriedigung kommt also erst zum Schluss – oder eben gar nicht. So wird selbst der flexible Exzellenzstreber das Verkniffene an sich wohl nie ganz los: Er schiebt mit seinen hohen Maßstäben die Befriedigung, etwas wirklich abgeschlossen zu haben, besonders lange vor sich her – und verkneift sich die damit verbundene Befriedigung. Aber Befriedigtsein ist schön, gerade wenn es ohne Anstrengung vor sich geht! Der Faulenzer wirft mit seiner Lebensweise die Frage auf, ob wir dem Aufschub in unserem Leben vielleicht nicht viel zu viel Raum geben. Der flexible Perfektionist scheint jedenfalls immer Gefahr zu laufen, in eine gewisse Distanz zur Befriedigung zu geraten, und dadurch ein eher angespanntes Verhältnis zum damit verbundenen Glück zu pflegen. Ist er überhaupt gegenwartsfähig? Ist die Performance des *happy workaholic* in Wirklichkeit nur Schau?

7.3   Übungen im Faulsein

Viele Perfektionisten sehnen sich mehr oder weniger heimlich danach, einmal von diesem beständigen Aktivismus ablassen zu können … noch nachts rast ihnen der Kopf. Und Sie? Anstrengende Aktivität und ausbleibende Befriedigung – die Perfektionisten, die gern von diesen Auswirkungen ihrer extrem hohen Maßstäbe und Ansprüche Abstand nehmen wollen, können sich gezielt den *Faulenzer* zum Vorbild nehmen. Glückliche *Faulheit* muss allerdings oft erst wieder gelernt werden – das Talent zu einem faulen Tag findet nicht jeder Mensch einfach in sich vor. Drei einfache Übungen können dabei helfen.

■ Langsames Genesen

Waren Sie zuletzt vielleicht einmal „krank", eine Erkältung möglicherweise, die Sie der Dramatik halber Grippe genannt haben? Bei solchen Gelegenheiten ist *Genesung* eine ausgesprochen gute Übung in Faulheit. Antworten Sie z. B. auf die Frage danach, was sie im Moment gerade so tun, im Ton tiefer Überzeugung: Wirklich, ich habe alle Hände voll zu tun, ich genese gerade. Genesung ist im Kern die Vorstellung, die Zeit des Krankseins über die eigentliche Krankheit hinaus auszudehnen – um wirklich wiederhergestellt zu sein, nicht bloß erneut arbeitsfähig. Es ist „Dolcefarniente mit einer Prise Krankheit" (Hodgkinson 2013, S. 105). Bleiben sie den Tag in der Wohnung, gehen gelegentlich zum CD-Spieler, hören ein paar alte Platten, treten mit einem weiteren Kaffee in Hausklamotten ans Fenster und träumen einfach hinaus. Ein Frühstück im Bett, am selben Ort ganz und gar unnütze Romane lesen – so wird man langsam wieder gesund. Aber Kranksein hat in den letzten Jahrzehnten leider dramatisch an dieser schönen Genesungspassivität verloren – statt Erholung gibt es geschmacklose Medikamente oder noch schlimmer: Bewegung soll gut sein. Sagen sie stattdessen doch ihren Arzt entschlossen, dass sie nichts weiter brauchen als ein paar Tage Erholung – und dieses kleine Attest für ihren Arbeitgeber.

Krankheit als Chance … zur Faulheit

■ Die Hände in den Schoß legen

Nehmen Sie die altbekannte Redewendung für eine halbe Stunde einmal wortwörtlich. Die Hände sind sicherlich die Körperteile, mit denen der Mensch für gewöhnlich aktiv und zweckdienlich auf die Welt einwirkt. Man ist vielleicht Stolz auf die Ergebnisse der eigenen Hände Arbeit. Verzichtet man im Alltag für eine begrenzte Zeit einmal auf den Gebrauch der Hände, dann unterbricht man das gewohnt aktive Verhältnis zu Welt – und zwingt sich zur Faulheit. Sie können die Hände natürlich auch demonstrativ tief in die Taschen stecken, immer auch schon eine provokative Geste und deshalb traditionell im Beruf nicht gern gesehen.

■ Pures Nichtstun

Für das *befriedigte Nichtstun* folgen Sie am besten den Ratschlägen eines ausgewiesenen Helden der Faulheit, *Oblomow*, der Hauptfigur aus dem gleichnamigen Roman von Iwan Gontscharow (2014) und

Nichtstun, Oblomow-Style

Namensgeber zahlreicher Studentenkneipen aus den 1970er Jahren. Er hatte sich aus allen Tätigkeiten zurückgezogen und das Liegen zu seiner dominanten Lebensform gemacht. In der älteren Psychiatrie findet sich sogar der Begriff eines *Oblomow-Syndroms*, von dem ein Patient als betroffen galt, der sich bei voller körperlicher Gesundheit weigerte, sein Bett zu verlassen. Und so sollte jemand, der sich die lebenswichtige Kompetenz der Faulheit beibringen will … nun ja, handeln – etwas sehr Weiches tragen, vielleicht einen alten speckigen Morgenmantel oder einen bequem ausgeleierten Schlafanzug und zumindest einen Tag lang nur zwischen dem Bett und einem weichen Sessel wechseln. Achten Sie dabei auf die möglichst zügige Befriedigung aufkeimender Bedürfnisse … und vielleicht ergibt sich dann, aus dem allseits befriedigenden Nichtstun sogar mehr, etwa ein Moment erfüllter Kontemplation – sich hinlegen auf eine Wiese in der Nähe und die Wolken betrachten, selbstvergessen dem Tanz einer Plastiktüte im Straßenwind folgen, einen berührenden Augenblick erleben, wenn sich der Duft der Forsythien mit dem des warmen Asphalts vermengt an einem überraschend warmen Frühlingstag. Solche plötzlichen Geschenke an tieferem Erleben sind allerdings weder Bedingung dafür noch heimliches Ziel davon, zufrieden faul zu sein (Koch 2012).

Literatur

Bibel (2001). 8. Aufl. Brockhaus, Wuppertal

Felsch P (2015) Der lange Sommer der Theorie. Geschichte einer Revolte 1960–1990. C.H. Beck, München

Gontscharow I (2014) Oblomow. dtv, München

Hodgkinson T (2013) Anleitung zum Müßiggang. Insel Verlag, Berlin

Hohensee, T (2012) Lob der Faulheit. Gütersloher Verlagshaus, Gütersloh

Koch M (2012) Faulheit. Eine schwierige Disziplin. zu Klampen, Springe

Lafargue P (2010) Das Recht auf Faulheit. Alibri, Aschaffenburg

Schlegel F (1963) Lucinde. Reclam, Ditzingen

Sturman ED, Flett GL, Hewitt PL, Rudolph SG (2009) Dimensions of perfectionism and self-worth contingencies in depression. Journal of Rational-Emotive & Cognitive-Behavioral Therapy, 27: 213–231

Die Zeitverschwenderin

© Springer-Verlag GmbH Deutschland 2017
N. Spitzer, *Perfektionismus überwinden*,
DOI 10.1007/978-3-662-53186-0_8

Beschleunigungsgesellschaft

8

Haben Sie sich auch schon einmal gefragt, warum man Uhren eigentlich nicht ausstellen kann, während doch andere Geräte gewöhnlich nach Gebrauch abgeschaltet werden? Die Zeit rennt und in Bezeichnungen wie *Speed Dating* oder *Fast Food* kann man die Aufforderung kaum überhören, die Zeit noch optimaler zu nutzen, indem man sie schnell und restlos ausnutzt. Gerade die Gegenwart ist durch Effizienz und deren beständige Verbesserung gekennzeichnet: Alles muss effektiver werden – und damit schneller. Messbar schrumpft in der Gegenwart die für eine Handlungsepisode ausgegebene Zeit, etwa für Essen oder Schlafen, Spazierengehen, Spielen oder Familiengespräche. Das Lebenstempo, definiert als Steigerung der Zahl an Handlungs- oder Erlebnisepisoden des Menschen pro Zeiteinheit, nimmt immer weiter zu – begleitet vom gefühlten Bedürfnis, mehr zu tun in weniger Zeit: Wir leben in einer *Beschleunigungsgesellschaft*, wie es der einflussreiche Soziologe Hartmut Rosa bezeichnet hat (Rosa 2013). Zeit wird als eine von vielen Ressourcen wahrgenommen, die wie Öl oder Kohle konsumiert und ganz ähnlich als immer knapper und teurer empfunden wird. Und dabei ist es eigentlich paradox: Obwohl der technische Fortschritt immer mehr Zeit freisetzt, die Arbeit durch Geräte erleichtert, den Transport per Auto, Zug oder Flugzeug immer kürzer gestaltet, wird nicht immer mehr Zeit „frei" von Alltagszwängen, sondern nimmt das Lebenstempo ganz konträr noch mehr zu – und mit ihm der Eindruck beständiger Zeitknappheit.

Und ist es nicht in einem viel allgemeineren Sinn so wie mit der Zeit? Menschen werden im Gefühl der Knappheit gehalten, obgleich sie im Überfluss leben. Oder anders ausgedrückt: Auch wenn sie in der Überflussgesellschaft leben, bleiben sie im Knappheitsdenken befangen. Unternehmer agieren stets mit der Angst, sie könnten vom Markt verdrängt werden, und fühlen sich deshalb zur Rationalisierung und zum Wachstum gezwungen. Die Arbeitnehmer bangen um ihren Arbeitsplatz und fühlen sich dauernd zu Höchstleistungen getrieben. Alle Konsumenten, selbst die gut verdienenden, haben das Gefühl, zu wenig Geld zu haben, weil sie dem Konsumangebot oder – im Hinblick auf die ständige Innovation der Waren – der Konsumnotwendigkeit nur mit Mühe entsprechen können. In dieser Gesellschaft haben alle zu wenig Zeit, weil das Maß an notwendiger Arbeit zugleich mit dem gerade wegen dieser Arbeit notwendigen Urlaub, weil die zum Ausgleich notwendigen Fitnessmaßnahmen parallel zu den vielfältigen Hobbys und dem zeitraubenden Konsum – Reisen, Musikhören, Medienkonsum etc. – kaum noch zu bewältigen sind (Böhme 2016).

Zeitmangelwesen Mensch

Aber zurück zur Zeit: Auch subjektiv haben Menschen zunehmend das Gefühl, dass ihnen die Zeit davonläuft. Schließlich gilt heute vor allem ein erfülltes Leben als ein gelungenes Leben, eins das reich an Erfahrungen und an ausgeschöpften Möglichkeiten ist. Das Leben in all seinen Zügen, seinem Ereignisreichtum, seinen euphorischen Höhen, verzweifelten Tiefen und seiner ganzen Komplexität auszukosten, ist zum Ideal des modernen Menschen geworden: Hauptsache es ist viel los gewesen. Die Beschleunigung des Lebenstempos erscheint daher als naheliegende Lösung dieses Problems – je schneller man lebt, desto mehr geht eben in jeden Lebensmeter. Nur gilt es, einen Preis dafür zu bezahlen: Der Mensch erlebt sich unter diesen Bedingungen schnell als Zeitmangelwesen. Insgesamt gerät er in eine spürbar brenzlige Spannung zwischen der gewünschten Füllmenge des Lebens und seiner begrenzten *Daseinskapazität*. Immer ist alles irgendwie eilig und knapp.

8.1   Perfektionisten und die Zeit

Gerade *flexible Perfektionisten* mit ihren ehrgeizigen Maßstäben sind der Inbegriff dieser Lebensstrategie. Sie sind realistische Optimierer, die sich parallel zu ihren hohen Maßstäben immer auch der begrenzten Ressourcen schmerzlich bewusst sind: Schließlich wird das Optimum definiert als das beste erreichbare Resultat im Sinn eines Kompromisses zwischen ehrgeizigen Ansprüchen und den – meist knappen – Ressourcen. Es bleibt eben immer nur eine begrenzte Zeit, eine E-Mail auf Fehler zu korrigieren, einen Urlaub zu planen und eine Tätigkeit muss immer noch abgestimmt werden mit den anderen, die auch noch zu erledigen sind.

Notaufnahme im lokalen Krankenhaus, später Abend. Frau K. begleitete ihren Ehemann, der plötzlich starke Schmerzen bekommen hatte. Aber sie waren natürlich nicht allein dort und mussten warten. Wirklich lange warten. Sie schaute sich ungeduldig das Geschehen um sich her an … Warten, dafür hatte sie nun überhaupt kein Talent. Warum nutzten die hier eigentlich, auch wenn nur ein Arzt anwesend war, nicht alle Behandlungsräume? Jeweils einen Patienten hinein, dann konnte der Arzt doch einfach schneller von Raum zu Raum gehen. Und mit was für Kinkerlitzchen hier manche Leute in die Notaufnahme kamen … konnten die das nicht einfach am nächsten Tag mit ihrem Hausarzt klären? Wie unorganisiert hier eigentlich alles war! Nach einer Weile hielt sie es vor Ärger nicht mehr aus und ging in die Empfangshalle, um das Ganze nicht mehr ansehen zu müssen. Dort fiel ihr ein, dass sie eigentlich immer so dachte, schon bei einem Spaziergang sah sie sich um, und was ging ihr durch den Kopf? Hier müssten aber auch mal wieder die Fenster geputzt werden! Und dort das Auto in der Einfahrt, das müsste dringend mal gewaschen werden. Das kann man doch alles schnell mal erledigen!

8.2   Die Zeitverschwenderin – ein anderes Zeitregime

Die *Zeitverschwenderin* lässt sich als eine Art sanfte Anarchistin gegen diese Form des *perfektionistischen Zeitregimes* verstehen. Zunächst scheint sie sich vom Faulenzer kaum zu unterscheiden – eine Künstlerin des Nichtstuns aus Überdruss an dieser unruhigen, dauertätigen Welt.

Sie rebelliert mit absichtlicher Passivität gegen eine Welt der andauernden gut geplanten Tätigkeit, eine Welt, in der Exzellenzstreber und ihre ehrgeizigen Ziele zum Ideal geworden sind. Aber tritt man etwas näher an sie heran, dann scheint sich dieses Gegenbild nicht so sehr gegen den grassierenden Aktivismus im Allgemeinen zu richten, gegen die ganze Geschäftigkeit der Welt, sondern gerade gegen den begleitenden Umgang mit der Zeit – gegen die Pflicht, die eigene Zeit auf eine knappe Weise zu nutzen: nämlich effektiv und effizient. Gegen diese *gnadenlose Zeitauswertungslogik*, nach der kein Moment ungenutzt vergehen darf, richtet sich ihre stille Rebellion der Zeitverschwendung.

Gegen die Pathologisierung des Verschwendens

Die Zeitverschwenderin ist also nicht unbedingt passiv wie der Faulenzer, aber in ihren Tätigkeiten auf jeden Fall eine absichtlich Disziplinlose, zudem jemand, der abgeneigt ist, in Knappheit zu denken: Sie will stattdessen auf lässige Weise Energien und Zeit verschwenden, ohne schlechtes Gewissen – gegen eine allgemein gängige „Pathologisierung des Verschwendens" (Pörksen 2013, S. 63). Sie will ihre eigene Zeit nicht verstehen als eine knappe Ressource, die für hohe Ansprüche bestmöglich angelegt werden muss. Sie soll nicht als knapp bemessene Kostbarkeit akribisch verplant werden. Dagegen pflegt sie eine Haltung bewusster Nachlässigkeit: „Oh, schon so spät? Na, was soll's … ". So befreit sie ihre Aktivitäten aus dem Gehorsam gegenüber dem Diktat der Uhr – z. B. durch eine hingebungsvolle Auslieferung an den Augenblick, eine Art freiwilligen und mutwilligen Kontrollverlust. Sie ist eine weniger aufdringliche Erbin der Pariser Dandys des 19. Jahrhunderts, die aus Protest gegen die moderne Hetze mit einer Schildkröte auf der Straße spazieren gingen.

Mängelwesen oder Luxuswesen?

Die Zeitverschwenderin macht ein umfassendes Denkexperiment: Vielleicht, so überlegt sie, muss man den modernen Menschen gar nicht als dieses Mangelwesen notorisch knapper Ressourcen verstehen, ständig von der Warnleuchte des Reservetanks bedroht, das sich so verpflichtet fühlt zu nie nachlassender Anstrengung, alles schneller zu erledigen. Vielleicht ist der Mensch vielmehr ein Luxuswesen – zumindest bezüglich der eigenen Zeit – und hat die Taschen voller Stunden. Sie sucht nicht nach Ruhe im Besonderen (etwa ein Wochenende innerer Einkehr im Kloster zur *Entschleunigung* für gestresste Manager), sondern nach Verschwendung im Alltag, treibt sich herum statt zielstrebig zu gehen, nimmt Tempo aus ihren Wegen.

8.3   Der Perfektionist als Sparer

Wie sieht nun der *flexible Perfektionist* aus dem Blickwinkel der *Zeitverschwenderin* aus (wenn er auf der Straße an ihr vorübereilt)? Gerade der flexible Perfektionist ist nicht nur ein Getriebener, der zu ruhelosem Tätigsein neigt, sondern sein Streben nach ehrgeizigen Maßstäben verlangt von ihm auch, seine Handlungen nach den Prinzipien von Effektivität und Effizienz auszurichten. Aus der Perspektive der Zeitverschwendung fällt gerade dieser *Geiz bezüglich seiner Zeit* beim

Exzellenzstreber auf: Er ist tief in seinem Herzen ein Sparer, denn jede Vergeudung gefährdet seine hohen Ziele, die eigene Zeit ist kanalisiert durch akribische Berechnungen. Ihm ist regelmäßig zeitlich eng ums Herz: Zeit ist für ihn eine knappe Ressource und muss nach einem langfristigen, genauen Sparplan den hohen Ansprüchen zugeführt werden – nur so wirft sie schließlich wirklich etwas Brauchbares ab. Der flexible Perfektionist lebt wie einer, der fortwährend etwas versäumen könnte und so wirkt er schnell wie der Sachbearbeiter des einen Lebens: Er ist eher eine Marionette effizienter Verrichtungen als ihr Tänzer. Ihm ist Spontaneität abhandengekommen, der Blick dafür, dass manche Augenblicke vielleicht etwas Ungewöhnliches in sich selbst tragen und nicht nur präzise auf ein Ziel hin abgewickelt werden sollten. Er hat eine deutliche Affinität zur Quantifizierung, nicht nur der Zeit, und damit zum Quantified Self (▶ Kap. 2). Die Zeitverschwenderin geht dagegen freihändig und großzügig mit ihrer Zeit um.

8.4 Übungen im Zeitverschwenden

Wie geht es Ihnen mit Ihrer Zeit? Sind Sie dieses enge Zeitkorsett des Perfektionismus nicht auch manchmal einfach leid? *Flexible Perfektionisten*, die Lust haben, sich von der Zeitverschwenderin etwas anstecken zu lassen, können sich mit folgenden Übungen einem verschwenderischeren Umgang mit der Zeit annähern:

- **Bummeln und Trödeln**

Missachten Sie absichtlich eine angegebene Dauer, z. B. von Wegstrecken, und verschleppen und verlangsamen Sie Ihren Schritt. Tun Sie so, als würden Sie sich behäbig umsehen, bücken Sie sich und öffnen Sie Ihren Schuh, nur um erneut eine Schlaufe zu binden, leihen Sie sich vielleicht eine Gehhilfe von der älteren Nachbarin oder etwas Ähnliches, um Ihre neue Langsamkeit für andere sichtbar zu legitimieren. Oder packen Sie an der Kasse des Supermarkts die gekauften Dinge sehr gemächlich weg.

Oder verschwenden Sie Zeit gleich in der Wohnung – einfach indem sie in der stillen Wohnung herumschlendern, viel Zeit mit E-Mails verplempern statt etwas Sinnvolles zu tun, wie anfangs vorgenommen. Denn es wird erst eine süße Zeitverschwendung, wenn man eigentlich etwas anderes zu tun hätte – nur die der effektiven Betriebsamkeit geraubte Zeitverschwendung ist wirklich süß (Hodgkinson 2013).

- **Unachtsamkeitsübungen**

In einer anderen Übung geht es darum, die Gegenwart für eine Weile nicht mehr, wie sonst so häufig, als *Ort der Vorsorge* zu verstehen – also als einen Ort, in dem die Zukunft gestaltet werden sollte. Man nimmt sich stattdessen frei von der unruhigen Besorgtheit, etwas zu versäumen – am besten durch eine erwartungslose *Auslieferung an den Augenblick*. Dazu müssen Sie vor allem eines mitbringen – viel Zerstreutheit oder

Die Gegenwart als Ort der Vorsorge für später

Unachtsamkeit: Es sind die zentralen Fähigkeiten dazu, sich in einer eher zerfahrenen Weise im Augenblick zu bewegen. Denn für eine virtuose Zeitverschwenderin gilt: Sie „veräußert sich an ein Vielerlei, […]. Sie ist da ganz unbekümmert und wenig wählerisch" (Strässle 2013, S. 33). Lassen Sie ihre Aufmerksamkeit z. B. bei einem Spaziergang treiben und versehen Sie sich dabei mit einer großen Portion Ablenkbarkeit, sodass sie ebenso leicht zu einem plötzlichen Geräusch wie zu einem Aufkleber auf einer Laterne einfach wegrutschen können. Etwa so, wie es der berühmte Aufklärer Jean-Jacques Rousseau in seinen *Bekenntnissen* über sich selbst geschrieben hat: „Ich beschäftige mich gerne mit Nichtigkeiten, beginne hundert Dinge und vollende nicht eins, gehe und komme, wie es mir einfällt, […], ich schlendere am liebsten den ganzen Tag ohne Plan und Ordnung umher und folge in allem nur der Laune des Augenblicks" (Pörksen 2013, S. 79).

- **Im Ungefähren leben**

Oder verbringen Sie einen Tag ohne präzise Zeit, indem sie die Armbanduhr ablegen und andere Uhren in der Wohnung verhängen. Treffen Sie dabei für die Verabredungen an diesem Tag besonders ungenaue Arrangements („Ach, lass' uns mal so gegen sieben treffen, vielleicht ein bisschen später, ich weiß noch nicht so genau") und legen Sie keine feste Zeit für ein Treffen fest. Nehmen Sie sich auch nur sehr vage vor, was an einem Tag getan werden soll.

Literatur

Böhme G (2016) Ästhetischer Kapitalismus. Suhrkamp, Berlin
Hodgkinson T (2013) Anleitung zum Müßiggang. Insel Verlag, Berlin
Pörksen J (2013) Verschwende deine Zeit. Alexander Verlag, Berlin
Rosa H (2013) Weltbeziehung im Zeitalter der Beschleunigung. Suhrkamp, Berlin
Strässle T (2013) Gelassenheit. Über eine andere Haltung zur Welt. Hanser, München

Der Dilettant

© Springer-Verlag GmbH Deutschland 2017
N. Spitzer, *Perfektionismus überwinden*,
DOI 10.1007/978-3-662-53186-0_9

Der *Dilettant* ist ein weiteres Gegenbild zum *flexiblen Perfektionisten* und dazu ein besonders bekömmliches Mittel dagegen, dem zeitgenössischen Optimierungsfieber anheim zu fallen. Er ist dabei von ganz anderer Art als der Faulenzer oder die Zeitverschwenderin: *Dilettantismus* bezeichnet nämlich ein vielseitiges, aber unprofessionelles Liebhabertum. Es ist eine Bezeichnung, die im späten 18. Jahrhundert aus dem Italienischen entlehnt wurde, wo sie in etwa *Sich-Ergötzender,* Amateur, bedeutete (Reichenbach 2012).

Der Dilettant: Wollen über Können

Zwei Aspekten machen also den Dilettanten aus: Er betätigt sich in einem Feld, welches er gar nicht beherrscht und mit seinem Wissen nicht komplett überschauen kann – er besitzt in diesem Betätigungsfeld gar keine Souveränität und somit steht Perfektion gar nicht erst zur Debatte. Zu dieser schönen Inkompetenz kommt beim Dilettanten aber noch eine Orientierung am raffinierten Genuss dessen hinzu, was ihn gerade beschäftigt. Er tut, was ihn gerade interessiert: *Der Dilettant fragt mehr nach seinem Wollen, weniger nach seinem Können.* Er folgt seinem Interesse auf fast schon naive Weise, ohne allzu große Zweifel – Hauptsache es interessiert ihn, was er tut. Er ist eine Art Vagabund des Interesses und hat so eine gewisse Leichtigkeit, mit der er die Welt nimmt, er ist mehr auf der Suche nach dem Unterhaltungswert des Lebens, weniger nach ernster Arbeit und Anstrengung. Er tut eine Sache, wenn er Lust auf sie hat, er kann Dinge ausprobieren und es bricht für ihn keine Welt zusammen, wenn er sie nicht perfekt ausführt.

Vagabundierendes Interesse

Er ist gewöhnlich Autodidakt und bewegt sich damit neben den üblichen Kanälen des Wissenserwerbs und oft auch abseits von Aufgaben mit allgemeinem Interesse. Er steht beseelt als Hobby-Astronom auf dem Gornergrat in den Bergen der Schweiz und sieht in die Sterne oder bildet aus Streichhölzern Schloss Neuschwanstein nach … und führt so ein subjektiv sehr erfülltes und abwechslungsreiches Leben. Nur von der Vorstellung, reich und berühmt zu werden, muss er sich verabschieden, das bleibt den Experten der betreffenden Bereiche überlassen. Der Dilettant bleibt gewöhnlich fern der Öffentlichkeit, weil niemand sich jemandem widmet, der nichts Außergewöhnliches zum öffentlichen Leben beiträgt, das in der Regel von den Leistungen einiger Spezialisten beherrscht wird. Ein dilettantisches Leben ist also heute noch durchaus möglich – den Preis, den der Dilettant für seine gründlichkeitslose Orientierung an den eigenen Neigungen zahlt, besteht allerdings in dieser umfassenden Privatisierung.

Der Dilettant als medialer Hochstapler

Neben dieser Bedeutung des Dilettanten als glücklichem Privatier ist der Begriff natürlich auch noch in anderen Zusammenhängen in Gebrauch: Der Dilettant als Pfuscher, aber auch als anmaßender und gewiefter Dilettant, von dem manche schon sagen, er sei der moderne Mensch par excellence (Rietzschel 2012). Gemeint sind die, die sich überall in den Vordergrund reden, ohne von etwas wirklich eine differenziertere Ahnung zu haben – diejenigen, die Dilettantismus sozusagen professionell betreiben in Wirtschaft, Politik, Medien oder der Kunst. Es sind die *Meister der Blendung,* die so leben, als seien sie die Stars einer Show. Besser spricht man wohl von *Hochstaplern* und

Karrieristen. Dem echten, ursprünglichen Dilettanten jedoch ist die Öffentlichkeit weit weniger wichtig als die eigenen Interessen, manchmal findet man sein heimliches Werk erst nach seinen Tod, beim Aufräumen des Kellers.

9.1 Experte und Dilettant

Das eigentliche Gegenteil des Dilettanten ist aber der Fachmensch, der Spezialist, der seiner Tätigkeit oft nur noch folgt, weil er sie eben kann. Im 18. Jahrhundert stand es noch anders um das Verhältnis von Laie und Experte, der noch nicht in so vielen Exemplaren alle Lebensbereiche durchdrungen hatte. Die Grenzen zwischen Professionalität und Dilettantismus waren zudem noch fließend. Dilettant zu sein, bedeutete noch keinen Vorwurf, sondern signalisierte soziales Prestige und ökonomische Unabhängigkeit: Hier war jemand, der es sich leisten konnte, seinen wissenschaftlichen oder künstlerischen Interessen als Liebhaber nachzugehen, der nicht gezwungen war, sie zu seinem Broterwerb zu machen. Der Dilettant genoss den Vorzug der Freiheit und folgte einem selbst definierten Bildungsinteresse – allein der Dilettant konnte also sich selbst verwirklichen durch seine Handlungen, alle anderen mussten etwas tun, um ihr Leben zu fristen. Weil es eben ihr Beruf war. Bis ins 18. Jahrhundert war der Dilettant also als Kenner und Liebhaber der Künste und Wissenschaften geschätzt (Reichenbach 2012).

Die zunehmende Spezialisierung der Welt schlug sich schon in dem Fragment *Über den Dilettantismus* von Goethe und Schiller um 1800 nieder und der Dilettantismus bekam eine abwertende Note. Besonders aber seit der zweiten Hälfte des 19. Jahrhunderts bekamen die Professionalisierung und Spezialisierung der Berufe eine immer größere Bedeutung: Eine wichtige und tüchtige Leistung war nun immer eine spezialisierte Leistung. Von nun an war der Dilettant gewöhnlich ein etwas naiver Typ in Abgrenzung zum Experten mit immer den gleichen zwei Vorwürfen – Ungründlichkeit und Emotionalität. Leidenschaft statt Ernst macht ihn aus, so schon Schiller und Goethe. Er überspringt einfach das Erlernen notwendiger Kenntnisse, um gleich zur Ausübung zu gelangen. Und dazu kommt ein sehr emotionaler Enthusiasmus, etwa eine zu große Passion für Bücher, die nur zu bloßem Anlesen und Durchblättern führt, zu Überstürzung, also insgesamt zu Unwissenschaftlichkeit. Der Dilettant wird nun langsam zum anmaßenden Nicht-Könner abqualifiziert und gegen 1900 wird Dilettantismus ein Schimpfwort (Wirth 2010). Der Dilettant wird belustigt vorgeführt, wie beispielsweise in der absichtlichen Holperigkeit der Verse von Paul Heyse (1885, S. 45), dem ersten deutschen Literaturnobelpreisträger: „Dilettant heißt der kuriose Mann. Der findet sein Vergnügen daran, Etwas zu machen, was er nicht kann."

Aber schon aus purem Eigennutz sollten wir alle nicht derart abschätzig auf den Dilettanten schauen – schließlich sind wir in fast

Der Dilettant als Anti-Experte

Ungründlichkeit und Enthusiasmus

Wir alle sind Dilettanten

allen Lebensbereichen, von dem eigenen beruflichen Expertentum einmal abgesehen, ein solcher Dilettant oder Laie. Und auch beim gegebenen Tempo technischer Neuerungen muss sich heute jeder immer wieder auf Dinge einlassen, die er gar nicht mehr gründlich durchdringen kann: Es ist also schon pure Notwehr, etwas auf gut Glück auszuprobieren, in der Hoffnung, dass es funktioniert. Hier wird eine positive Umwertung des Dilettanten notwendig, um nicht täglich zu verzagen und sich klein zu fühlen. Vielleicht lässt sich von diesen Beobachtungen aus der Dilettant wieder wohlwollender verstehen – als Amateur oder Autodidakt, als Liebhaber wie beim Weinliebhaber oder auch einfach als Enthusiast.

9.2   Der Perfektionist als Experte

Wirft man einen Blick von diesem beneidenswert Vielinteressierten und Neugierigen zurück auf den flexiblen Perfektionisten, dann sticht gerade dessen eingeengtes Expertentum ins Auge. Der Exzellenzstreber mit seinen ehrgeizigen Maßstäben ist schon der Natur nach ein Spezialist, ein Experte in den Bereichen, in denen er das Perfekte erreichen will – vielleicht im Beruf nach langer Ausbildung oder einem Leistungssport, aber sicher nur einem einzigen. Hohe Maßstäbe sind schließlich nur in einem Bereich zu erfüllen, den man ausgesprochen gut beherrscht. Oft führt Perfektionismus also zu einer *Einengung des Lebens* und dazu, andere Lebensbereiche oder Interessen brach liegen zu lassen: Etwa endlich einmal wirklich ein Wohnmobil zu mieten und lange in den Urlaub zu fahren … aber nein, dieses Projekt bei der Arbeit lässt einen einfach nicht los. Andere wichtige Ziele wie die eigene Partnerschaft kommen oft spürbar zu kurz – es entsteht schnell eine Monokultur des Lebens, die dem Perfektionisten selbst zu eng ist. Der Perfektionist leidet nicht umsonst schnell unter einem Hochstapler-Syndrom: Noch in seinem Expertentum befürchtet er, immer noch zu wenig zu wissen und zu können (und damit sicher bald aufzufliegen). Der Dilettant hingegen hat eine ganz andere Haltung zur eigenen möglichen Ignoranz.

Der Perfektionist: Können über Wollen

Expertentum schränkt ein. Diese Schattenseite des Perfektionisten-Daseins ist schon früh dem Kulturkritiker Egon Friedell aufgefallen, dem vor lauter Fachmenschen die Vorstellung abhanden zu kommen drohte, dass ein Mensch mehr als nur eine Sache kann (Friedell 2007). Der Perfektionist ist dabei schnell pedantisch, weil er den Vorbereitungen für eine optimale Lösung eine vorrangige Bedeutung einräumt: Wenn er malt, ist das Wesentliche die Wahl des Pinsels. *Er fragt also mehr nach seinem Können, kaum nach seinem Wollen.* Er ist im schlimmsten Fall jemand, den der Philosoph Jean-Paul Sartre einen *Mittelmenschen* genannt hat: Der eigentliche Zweck seiner eigenen Handlungen, danach fragt er gar nicht mehr. Täglich versucht er, seinen ehrgeizigen Ansprüchen in seinen Spezialbereichen zu genügen. Dabei kann er sich auf ein großes Können verlassen … aber macht es ihm überhaupt noch Spaß? Interessiert es ihn überhaupt noch? Das ist nach einer so langen Beschäftigung mit einer Sache nur noch wirklich sehr schwer zu sagen.

9.3 Übungen in vergnügter Stümperei

Nur als Dilettant hat man also noch Zugang zur Vielfalt der Natur. Nur der Amateur widmet sich den Sachen als ganzer Mensch. Nur beim Dilettanten decken sich Interesse und Beschäftigung noch, der ganze Mensch geht in seinen Tätigkeiten auf. Daher sind seine Tätigkeiten zwar voller sachlicher Fehler, aber doch lebendige Handlungen. Der *Perfektionist* – selbst der flexible – droht dagegen, sich selbst um das Vergnügliche des Ausprobierens zu bringen, den schönen Anfang, den immer wechselnden Breitensport der Interessen.

Und Sie? Sehnen Sie sich auch gelegentlich danach, die Mühe, perfekt sein zu wollen, einfach sein lassen zu können und einmal wieder einem spontanen Interesse zu folgen? Kein Wunder, dass heute viele Leute ihres Spezialistentums müde werden und erschöpfte Banker zu Weinbauern mutieren, Professorinnen eine Szenekneipe eröffnen oder Schafe züchten. Perfektionisten, die neidisch auf diejenigen schauen, die ihren Interessen folgen und sich der Vielfalt der Natur hingeben, bieten sich verschiedene alltägliche Übungen an, um dem ein wenig näher zu kommen.

- **Das Neue tun**

Dilettantisch sein bedeutet im Kern, die Betätigung in einem Feld zu suchen, das man nicht beherrscht, aber das einen doch sehr interessiert. Sich als Dilettant betätigen, heißt also, sich auszuprobieren. Beschäftigen Sie sich also einen Tag lang ausgiebig mit unbekannten Dingen, in denen Sie so gut wie kein Vorwissen haben – lesen Sie dazu nicht irgendwo nach oder fragen andere Autoritäten, sondern genießen Sie einfach den Anfang und das Ausprobieren.

Der Dilettant, dem ja das Gründliche fehlt und das Bedürfnis, erst grundlegende Kenntnisse in einem Bereich zu erwerben, bevorzugt aus diesem Grund eher Künste, die keine langwierige Planung erfordern – suchen Sie sich daher etwas nicht zu Kompliziertes für den Anfang. Laien findet man eher beim Töpfern, Schriftstellern oder Fotografieren als in der Architektur oder beim Opernkomponieren. Gestalten Sie also ihre Übungsinhalte entsprechend.

- **Den eigenen flüchtigen Interessen folgen**

Wozu haben Sie eigentlich gerade wirklich Lust? Positiv am Dilettanten ist besonders das Nicht-Spezialisierte und daher auch Spontane: Er folgt eher dem Wollen als dem Können und nimmt dabei disziplinäre Grenzen nicht so ernst – er zeichnet sich also durch eine schöne Mischung aus Interessehaltigkeit und Disziplinlosigkeit aus.

Ganzer Mensch sein

Versuchen Sie für diese Übung, einen Tag lang nur dem eigenen schwankenden Interesse zu folgen – aber sobald die Mühe bei einer Sache das Interesse zu überwiegen beginnt, hören Sie damit auf und wenden sich den nächsten Dingen zu, die Sie anziehen.

Literatur

Friedell E (2007) Über Dilettantismus. In: Friedell E. Vom Schaltwerk der Gedanken. Ausgewählte Essays. Diogenes, Zürich, S. 73–78

Heyse, P. v. (1885) Spruchbüchlein. Verlag von Wilhelm Hertz (Bessersche Buchhandlung) 1885. Originaltext

Reichenbach R (2012) Der Mensch – ein dilettantisches Subjekt: Ein inkompetenztheoretischer Blick auf das vermeintlich eigene Leben. In: Sieben A, Sabisch-Fechtelpeter K, Straub J (Hrsg) Menschen machen. Die hellen und die dunklen Seiten humanwissenschaftlicher Optimierungsprogramme. transcript, Bielefeld, S. 305–328

Rietzschel, T (2012) Die Stunde der Dilettanten. Wie wir uns verschaukeln lassen. Zsolnay, Wien

Wirth U (2010) Dilettantische Konjekturen. In: Azzouni S, Wirth U (Hrsg) Dilettantismus als Beruf. Kadmos, Berlin, S. 11–30

9

Die Gelassene

© Springer-Verlag GmbH Deutschland 2017
N. Spitzer, *Perfektionismus überwinden*,
DOI 10.1007/978-3-662-53186-0_10

Gelassenheit und die Jagd nach hohen Zielen

Gelassenheit, wirkliche Gelassenheit, ist ebenso schwierig zu erlangen wie gern über sie geredet wird: Sie rückt auf der Skala aktueller Werte und Sehnsüchte seit einigen Jahren unaufhaltsam nach oben. Zur Jahreswende 2014/15 soll sie laut Medienberichten bereits den Spitzenplatz der guten Wünsche und Vorsätze für das beginnende Jahr erobert haben. Man erkennt sie vor allem schnell an ihrem Gegenteil – einer *Besessenheit* oder *Verbissenheit*, wie man sie beim unnachgiebigen Versuch, hohe Maßstäbe zu erfüllen, findet. Die Gelassene kehrt sozusagen den Schlachtruf des modernen Zielstrebens „Tu endlich, was du willst (und das möglichst perfekt)!" auf eine interessante Weise um: Während der Faulenzer ausruft „Tu endlich nicht mehr, was du willst (und tu am besten gar nichts)!" flüstert die Gelassene wie beiläufig: „Ach, was soll eigentlich diese ganze Verliebtheit in die eigenen Ziele … genauso gut könntest du doch tun, was du nicht willst." Die Gelassene ist auf eine sehr ungewöhnliche Art von Freiheit aus – endlich frei sein von der Knechtschaft der eigenen Ziele und Maßstäbe. Endlich frei sein vom Zwang, die eigenen Ziele und deren perfektes Erreichen derart wichtig zu nehmen! Puh.

„Gelassen sein" und „etwas lassen"

Die Gelassene hat einmal davon gehört, dass der Begriff „Gelassenheit" bis in die mittelalterliche Mystik zurückreicht, zu christlichen Mystikern wie Meister Eckhart. In der Erfurter Predigerkirche erzählt er um 1300 den Novizen seines Ordens unter anderem von der *gelâzenheit.* Er greift dabei auf das Matthäus-Evangelium zurück, auf die Geschichte von der Berufung der ersten Jünger: „Omnia relinquere" – alles zurücklassen, um Jesus zu folgen. Als ein Kernbegriff mystischen Denkens war *Gelassenheit* bei ihm gleichzeitig eine Handlung („etwas lassen") und eine Haltung („gelassen sein"). Und *lassen* sollte man vor allem sich selbst, die Eigenliebe und damit das eigene Wollen – Gelassenheit war eine Übung in Selbstpreisgabe: Und erst durch dieses *Lassen,* das Abrücken von eigenen Zielen, wird der Zustand der Gelassenheit schließlich erreicht – ausgeglichen, ungetrieben und ohne Distanz zum Sein. Den „ungelassenen Leuten" (Strässle 2013, S. 42) ist dagegen nie etwas recht, sie sind nie zufrieden, wollen immer dieses oder jenes tun. Ein anderer mittelalterlicher Mystiker, Johannes Tauler, klang bereits wie ein gegenwärtiger Zeitdiagnostiker, dem das moderne Ideal des *Perfektionsstrebens* direkt vor Augen steht: „Wahrlich, wir sind und wollen und wollen stets etwas sein, immer einer vor dem anderen. In diesem Streben sind alle Menschen so befangen und gebunden, daß niemand sich lassen will. Dem Menschen wäre leichter, zehn Arbeiten zu verrichten, als sich einmal gründlich zu lassen" (ebd., S. 50f.). Man merkt es gleich, den Mystikern geht es um mehr als einen Silvesterwunsch: Gelassenheit ist für sie mehr als eine Form von Gemütlichkeit.

Im Joch des eigenen Willens

Aber der modernen Gelassenen ist eine solche Wucht des Verzichts selbst schon wieder zu *ungelassen* – und irgendwie auch nicht mehr so recht zeitgemäß. Die Gelassene schließt sich daher lieber dem Philosophen Schopenhauer an, bei dessen Vorstellung von Gelassenheit sich ebenfalls alles um die Bewertung des eigenen Strebens dreht – der moderne gelassene Mensch kann zwar nicht wie ein mittelalterlicher

Mystiker ganz aus sich heraustreten, sieht es aber, während er seinen Ambitionen folgt, gleichzeitig distanziert. Es geht ihm darum, zumindest temporär aus dem „Sklavendienste des Willens" (ebd., S. 81) zu treten. So will es auch die Gelassene halten: Sie strebt und benützt die Dinge zwar, aber mit einer gewissen Langeweile an eigenen Zielen und Maßstäben. Sie verwehrt sich dagegen, ausschließlich vom eigenen Wollen beansprucht zu werden.

10.1 Falsche Gelassenheiten

Weil sich in der Gegenwart *Gelassenheit* zu einem zentralen Sehnsuchtsziel selbst der Arbeitsamsten entwickelt hat, haben sich aber auch viele sehr unterschiedliche Vorstellungen unter dieser Flagge versammelt. Schließlich sind die Versprechungen der Gelassenheit für den modernen Alltag gewaltig: Alle wollen doch verständlicherweise auf Angriffe *gelassen* reagieren, in gespannten emotionalen Situationen trotzdem *gelassen* bleiben – und den alltäglichen Ärger, Stress und die ganze Angespanntheit trotz aller Zumutungen am besten gar nicht an sich heranlassen.

Zum einen ist Gelassenheit zu einer Chiffre für den Wunsch nach *Souveränität* und einer umfassenden *Unverwundbarkeit* trotz aller Zumutungen geworden. Hier geht es aber nicht um ein anspruchsvolles Abstandnehmen von eigenen Zielen, im Gegenteil: Der Souveräne will das Leben, das er führt, genauso weiterführen – nur eben unberührter. Er will letztlich mit dem *Wundermittel Gelassenheit* noch produktiver, perfekter sein, dabei möglichst emotional noch *cool*, trotz aller Widerstände. Von diesen Vorstellungen aus ranken sich manchmal seltsam skurrile Argumentationen um das Thema Gelassenheit – „in vielen Fällen schadet mangelnde Gelassenheit auf Dauer der Gesundheit" (Nürnberger 2010, S. 6) –, als sei es nicht das stressreiche Leben, das der Gesundheit schadet, sondern nur die individuelle Fähigkeit, dass Ungesunde gelassener zu nehmen! Gelassenheit ist hier ein Teelöffel voll Souveränitätstropfen, verstanden als Gewissheit, auch noch schwierigste Situationen in den Griff bekommen zu können: „Gelassenheit ist die souveräne Beherrschung einer Situation" (ebd., S. 8). Der Gelassene ist immer und überall Herr der Lage, wie es in manchen Ratgebern heißt. Natürlich, wer alles im Griff hat, muss gar nicht erst aus der Ruhe kommen. Gelassenheit hat sich hier unter der Hand von einer Einstellung des Verzichts in ihr Gegenteil, eine Art milden Größenwahn verwandelt.

In einem anderen modernen Missverständnis erscheint *die Gelassene* als eine Künstlerin der geschickten Ablenkung und Virtuosin des Ertragens. Diese Form von Gelassenheit soll ebenfalls dabei helfen, mit einer bedrohlichen, risikoreichen Welt halbwegs zurechtzukommen, also Zumutungen besser zu ertragen. Beispiele sind oft kleine Alltagsärgernisse wie ein Stau im Straßenverkehr: Man muss sich als eine solche Lebenskünstlerin eben auf eine Welt voller Widerfahrnisse einstellen,

Was alles noch unter der Flagge der Gelassenheit segelt

Gelassenheit als Unverwundbarkeit

Gelassenheit als Bereitschaft zu ertragen

lernen sich von dieser Welt voller Ärgernisse abzuwenden und selbst noch dem störendsten Moment etwas Genießerisches abzugewinnen (Hohensee 2011). Eine Lebenskünstlerin dieser Couleur kann selbst im lästigen Stau noch das Schöne wahrnehmen oder inszenieren und sich trotz der störenden Umstände darauf konzentrieren. Sie verweigert in gewisser Weise einfach das Jammern: Warum muss immer so viel schiefgehen? Warum scheint die Welt so oft gegen mich zu sein? Auch diese Variante der Gelassenheit kratzt die eigenen hohen Ambitionen, die eigenen Ziele nicht an, man soll sie keinesfalls „lassen", sondern nur lernen, sich virtuos aus den alltäglichen Zumutungen hinauszuträumen.

Gelassenheit als Delegation an Experten

Die dritte moderne Spielart von Gelassenheit fragt schlau, ob wir nicht bereits aktuell längst in einer ganz speziellen Art von *Gelassenheitskultur* leben. Heute muss schließlich jeder Mensch sich freiwillig vorübergehend aus der Hand geben können und „Sich-Informieren-Lassen, Sich-Unterhalten-Lassen, Sich-Beraten-Lassen, Sich-Erregen-Lassen" (Sloterdijk 2009, S. 123). Hier „lässt" man natürlich nur etwas, damit andere es mit einem machen – die Erfüllung der eigenen Ambitionen oder Ziele wird nur geschickt anderen, die es vielleicht besser können, überlassen.

Gelassen sein, ohne wirklich etwas zu lassen

Solche modernen Spielarten von Gelassenheit sind populär geworden, weil sie behaupten, die mittelalterlichen Mystiker austricksen zu können – sie versprechen „gelassen sein" ohne etwas wirklich „lassen" zu müssen. Der Gelassenen ist aber ernster zumute und sie geht diesen Versprechungen nicht auf den Leim – weder einer souveränen Gelassenheit als Mittel zur Produktivitätssteigerung noch einer Ablenkungsgelassenheit als Pflaster, um die Zumutungen der Welt klaglos zu ertragen, und schließlich auch keinem Machenlassen als Fähigkeit, stillzuhalten, während Optimierungsdienstleistungen an ihr von Experten durchgeführt werden.

10.2 Ist ein gelassener Perfektionismus möglich?

Der Perfektionist als Besessener

Aus der Perspektive der Gelassenen fällt ein erhellender Blick auf den *flexiblen Perfektionisten,* denn aus diesem Blickwinkel tritt vor allem die Verbissenheit und Besessenheit seines Perfektionsstrebens deutlich hervor. Er nimmt wie selbstverständlich an, dass man sich ganz auf etwas einlassen muss, will man es wirklich erreichen. Der Perfektionist ist ein hingebungsvoll Wollender (und gerade erst genesen vom *Müssen*), er hat viel mit sich vor und folgt hohen Maßstäbe. Gelassenheit besteht aber im Kern gerade aus einer gewissen Distanz zum eigenen Wollen.

Für die Gelassene leidet der Perfektionist unter Besessenheit. Er ist auch ein Sklave seiner eigenen Ziele. Er verpflichtet sich für Höchstleistungen stark auf die eigenen Ansprüche – er kann es eben einfach nicht „lassen". Engagiertes Perfektionsstreben ist eine Steigerung des normalen Wollens bis zu dem Punkt, an dem über das eigene Wollen gar nicht mehr verfügt werden kann. In diesem Kontrast zur Gelassenen wird also vor allem der Freiheitsverlust des Perfektionsstrebens deutlich. Aber wäre es nicht auch schön, nach Dingen zu streben ohne diese ganze Aufregung? Oder von ihnen Abstand nehmen zu können, ohne den quälenden Eindruck, sich dabei das Herz auszureißen?

10.3 · Übungen in Gelassenheit

Und Sie? Spüren Sie auch gelegentlich die Sehnsucht nach einer ursprünglichen Gelassenheit und hören in sich eine Stimme ausrufen: Endlich einmal weniger Wollen wollen! Und wirken menschliche Ziele auf Sie nicht auch in stillen Momenten auf fast lächerliche Weise willkürlich? Die einen hängen ihr Herz an dies, die anderen an das? Für eine kleine Zeitspanne in die Fußstapfen der Gelassenen zu treten, verspricht Folgendes: Die eigenen Ziele zwar verfolgen, aber irgendwie mit leichterer Hand ... wenn erschöpften Optimierern und flexiblen Perfektionisten danach der Sinn steht, dann lohnt es sich für sie, sich der Gelassenen anzuschließen, und ihren Spuren mit folgenden Übungen zu folgen:

- **Verzicht erwägen**

Statt schon morgens zu überlegen, welchen Zielen Sie heute auf welche Weise nachjagen wollen und müssen, überlegen Sie doch kurz, was Sie heute alles „sein lassen" könnten. Die Feier am Abend einfach auslassen, nicht mehr dieses Projekt vorbereiten, den geplanten Wochenendurlaub oder einen Kongress einfach absagen. Lassen Sie sich vage von Gedanken darüber berühren, dass das ganze vielleicht alles gar nicht so wichtig ist. Erinnern Sie sich dabei an die Einsicht der mittelalterlichen Mystiker: Dieses *Lassen* ist ein Stück Selbstbestimmung des Menschen, dessen Freiheit auch darin besteht, von etwas ohne große Kämpfe Abstand nehmen zu können, statt ihm auf Gedeih und Verderb verschrieben zu bleiben. Genießen Sie für einen Moment, egal was sie danach tun, den Gedanken, diese Freiheit zu besitzen.

- **Die eigenen Ziele entzaubern**

Oft denken wir an die eigenen Ziele in einer verzaubernden, bewertungsgesättigten und verklärenden Sprache ... dieser wunderbare Urlaub auf den Seychellen oder Mauritius, einfach himmlisch. Die Beziehung zu unseren Zielen wird aber dadurch nur noch enger und ihr Aufgeben fast schon eine Qual, die zu groß zu sein scheint, um es zu schaffen. Alle Gelassenheit geht in der nun noch größeren Identifikation mit ihnen verloren. Versuchen Sie einmal, ihre Ziele in einer objektiveren, nüchterneren Sprache erneut zu beschreiben: Was sind exotische Inseln schon außer kleine Flecken Land, auf denen es fast zu warm ist, um sich zu bewegen. Dazu dient eine bewusst einfache Sprache – man fängt zuerst an, konkrete Dinge so zu beschreiben, etwa einen Eimer, schreitet dann aber zu emotionaleren Inhalten fort, etwa dem Urlaub, dem Geliebten. So wird eine emotionale Sprache ausgesetzt und Gelassenheit als Distanz zu dem, was man will, wird einfacher.

Es wird einfach verweigert, eine Wertung in die Sprache einfließen zu lassen – ein Objekt ist nicht unangenehm, gut oder schlecht, schön oder hässlich. Der römische Philosoph und Kaiser Marc Aurel hat es besonders drastisch vorgemacht: „Gleichwie man bei Fleischgerichten und anderen Esswaren der Art denken soll: das ist also der Leichnam eines Fisches, das der Leichnam eines Vogels oder eines Schweines, […]; und beim geschlechtlichen Umgang: er ist nur die Reibung eines Eingeweides und Ausscheidung von Schleim, mit Zuckungen verbunden; […]: ebenso muss man's im ganzen Leben machen, und wo einem Dinge in noch so beifallswürdiger Gestalt vorgespiegelt werden, sie entlarven, ihren Unwert sich anschaulich machen […]. Denn der Schein ist ein furchtbarer Betrüger" (Marc Aurel 1981, S. 77).

Für die Stoiker in der Antike, war es eine Übung in *Ataraxie* – Unerschütterlichkeit oder *Seelenruhe* – ein innerer Zustand mit einer engen Verwandtschaft zur Gelassenheit.

Literatur

Hohensee, T (2011) Der Weg des Lebenskünstlers. Gelassen und kreativ durch jede Krise. Nymphenburger, München
Marc Aurel (1981) Selbstbetrachtungen. Reclam, Stuttgart
Nürnberger E (2010) Gelassenheit lernen. Haufe-Lexware, Freiburg
Sloterdijk P (2009) Du musst dein Leben ändern. Suhrkamp, Berlin
Strässle T (2013) Gelassenheit. Über eine andere Haltung zur Welt. Hanser, München

Der Laue

© Springer-Verlag GmbH Deutschland 2017
N. Spitzer, *Perfektionismus überwinden*,
DOI 10.1007/978-3-662-53186-0_11

Der Club der
Temperamentsbolzen

Der Faulenzer und die Zeitverschwenderin, der Dilettant und die Gelassene – sie habe sich insgesamt schon sehr weit vom *flexiblen Perfektionisten* entfernt. Trotzdem teilen Sie mit ihm immer noch eine unauffällige Gemeinsamkeit – denn alle bisher vorgestellten Gegenbilder sind trotz ihrer Abneigung gegen das *Exzellenzstreben* und die damit verbundenen *hohen Maßstäbe* immer noch *Figuren der Aktivität*: Sie sind darin den modernen strebsamen Kraftnaturen weiterhin verwandt, den ruhelosen Forschern und umtriebigen Managern, den vor Einfällen schier berstenden Künstlern und zum Letzten entschlossenen Extremsportlern. Nur weigern sie sich, ihre vorhandenen Energien in die Perfektionierung, die Verwirklichung hoher Ambitionen, zu stecken und tun stattdessen lieber nichts oder gehen verschwenderisch großzügig mit den eigenen Ressourcen um, folgen lieber ihren privaten Neigungen oder nehmen eigene Ziele gar nicht so wichtig.

Der Laue als das
wohltemperierte Temperament

Aber natürlich gibt es Menschen, wahrscheinlich sind es sogar die meisten, die haben gar kein derart aufdringlich energiegeladenes Temperament, ein so starkes Wollen – sie brennen nicht mit so hoher Flamme. Und viele sind dabei ganz zufrieden mit ihrer ruhigeren Art und leiden höchstens unter der gesellschaftlichen Nötigung, für irgendetwas ebenfalls derart anstrengend entflammt sein zu müssen. *Der Laue* gibt diesen ruhigen Vertretern einen Namen – und repräsentiert möglicherweise einen viel fundamentaleren Kontrast zum flexiblen Perfektionisten, ja zum modernen Temperamentsbolzen überhaupt – er ist weder kalt noch warm, was die Temperatur des Lebens angeht, lieber „ein Heizkörper als ein loderndes Feuer" (Garnier 2001, S. 22), geprägt von bloß ein klein wenig Elan, bloß ein bisschen Strebsamkeit: Der Laue ist der Inbegriff der Mittelmäßigkeit als etwas Gutem.

Der Feind der Extreme

Eine laue Person gilt schnell als undifferenziert und unentschieden, gleichgültig und profillos. Und das hat man ihr zu vielen Zeiten sehr übel genommen, gerade solchen, in denen eine große Intensität des Lebens geraten zu sein schien, wie etwa im frühen Christentum. So kann man in der Offenbarung des Johannes lesen: „Also, weil du lau bist und weder heiß noch kalt, werde ich dich ausspeien aus meinem Munde" (Bibel 2001, S. 334). Vom Lauen gehen eben nicht diese hitzigen Gemütsemissionen aus – und aus der Perspektive des Perfektionisten ist er daher weder Fisch noch Fleisch. Aber da ist beim Lauen eben gar kein überschießender Elan, der absichtlich gebremst werden müsste. Der Laue braucht sich gar nicht zu zügeln oder zu mäßigen – das Mäßige ist bereits sein Wesen. Man könnte ihn umgekehrt auch als „wohltemperiert" bezeichnen. Übertreibungen sind ihm auch bei anderen zuwider: Er hält gleichermaßen Abstand von Workaholics und Perfektionisten wie von Faulenzern und Müßiggängern – von allen Menschen, die Großes vorhaben. Er scheint der Maxime zu folgen: „Es ist […] besser, seine Geranien zu betrachten als die Milchstraße" (Garnier 2001, S. 25). Weder Feuerwerk noch Asket, ist er charakterisiert sowohl durch die Unfähigkeit zu als auch einen gewissen Abscheu vor jedem Exzess.

Ein Leben Größe M führen

Die Lebenseinstellung des Lauen erinnert ein wenig an die des Philosophen Michel de Montaigne. Im Gegensatz zum Streben nach dem

Großen besteht für ihn die vornehmste Aufgabe des Menschen darin, zu leben: Das Augenmerk auf die konkreten und kleinen, aber berührenden Dingen im Leben zu legen, ein zärtlicher Blick über eine schöne Landschaft, abends ein Bier mit Freunden – im Gegensatz zu sinnstiftenden Groß-Handlungen, die eine hehre Aufgabe erfüllen, die ein Projekt oder Abenteuer sind (Montaigne 1998). Der Laue hält auch weder viel noch wenig von sich – er hat keine zu große Achtung von sich selbst, sondern sieht in sich einfach nur einen weiteren kleinen Menschen in einer Welt *soooo vieler Iche*. Und wo er selbst schon ein Mensch in Normalgröße ist, ganz Größe M, so sieht er auch in der ihn umgebenden Welt kein großes Drama am Werk. Der Laue lebt eher still in friedlicher Koexistenz mit der Welt. Und es ist für ihn eine eher berechenbare Welt, die ebenso lau, vielleicht sogar etwas langweilig ist – ganz wie er selbst.

Ein prototypischer Lauer, selbst in seinem Widerstand, ist *Der Schreiber Bartleby* aus der gleichnamigen Geschichte von Herman Melville (Melville 1984). Er ist keiner dieser kraftvollen Widerständler gegen jedes Streben, sondern eher jemand, der es ablehnt, einen kraftvoll-rebellischen Willen zu haben. Er wirkt eher blass als rebellisch: kein herausgeschrienes „Nein!", sondern nur ein wie beiläufig dahingesagtes „I would prefer not to" – ich würde lieber nicht. Es gibt eigentlich kaum etwas über ihn zu sagen. Und doch ist er gerade durch dieses Auftreten besonders verstörend für seine Mitmenschen.

> Ich würde lieber nicht

11.1 Der Perfektionist als Temperamentsbolzen

Aus dem Blickwinkel des Lauen fällt am *flexiblen Perfektionisten* nicht so sehr sein Aktivismus auf, sondern vielmehr das ewig Schwung- und Temperamentvolle: Gerade im Kontext von selbstverbessernden Medikamenten wird immer wieder eine Verschiebung des Persönlichkeitsideals hin zu einer energiegeladeneren, optimistischeren, selbstbewussteren Persönlichkeit in der Gegenwart diagnostiziert – der ursprünglich etwas unnormale Zustand der Hyperthymie mit erhöhter Erregung und übermäßigem Selbstbewusstsein wird heute als normal und erstrebenswert angesehen (Guthmüller 2012). Und auch der *flexible Perfektionist* ist eine Ausprägung dieser Aufgeregten und Begeisterten: Gerade die Disziplinierten und Exzellenzstreber nehmen dabei oft an, in einer Welt zu stecken, die ihnen eine solche Energieleistung abverlangt: Sie sehen sich in einem gnadenlosen Lebenskampf gefangen, bei dem nur die Stärksten sich durchsetzen. Sie müssen hart sein und selbst ihre große Kraft effizient einteilen, um so noch überlebensfähiger zu sein.

> Der Perfektionist als Energieverschwender

11.2 Übungen im Lausein

Gehören Sie zu den *Perfektionisten,* die diesen ewigen Kampf um die eigenen hohen Maßstäbe in einer Welt des Wettbewerbs satthaben, diesen ewigen Schwung beim Streben nach ehrgeizigen Maßstäben?

Spüren Sie nicht schon bei der Beschreibung das Anstrengende einer solchen Hysterie des Machens? Und sind Sie umgekehrt auch heimlich manchmal neidisch auf die Lauen und ihre Normalität in einer berechenbaren Welt? Hier sind einige Übungen, um sich darüber klarer zu werden.

- **Das Mittelmäßige und Gewöhnliche tun, das Intensive und Exzessive unterbrechen**

Wer sich in Lauheit üben will, der fährt gut damit, sich z. B. mittelmäßige Vorbilder in allen Lebensbereichen zu suchen – und ihnen, nun ja, nachzueifern: Wie erledigen diese Lauen eigentlich die gleichen Aufgaben? Der Perfektionist hat, so kann man es auch sehen, die lange gültige Unterscheidung *„sehr gut – normal – schlecht"* auf diejenige von *„optimal und suboptimal',,*heruntergekürzt. Nun gilt es, das Normale wiederzuentdecken: Was wäre hier eigentlich das Normale? Das ist die Frage auf dem Weg zum Lauen. Der Lehrling des Lauen kann z. B. über längere Zeit etwas besonders Alltägliches oder völlig Nebensächliches tun: ohne große Eile ein dickes Buch fotokopieren, mal wieder auf dem Kinderspielplatz im Park sitzen und eine Stunde auf einer Schaukel vor sich hin dösen: „Die Kappe eines Füllhalters ab- und wieder anschrauben, eine Metro-Fahrkarte leicht einreißen, Kügelchen aus Brotkrumen formen, auf etwas herumbeißen, kritzeln, sich mit der Hand durch die Haare fahren, sich kratzen" (Garnier 2001, S. 155). Es kann aber auch eine Übungen sein, etwas scheinbar Wichtiges durch Alltäglicheres, Banales zu stören: Ein intensives persönliches Gespräch unterbrechen, nur um Kekse zu essen oder ein Glas Wasser zu trinken. In Gesprächen sollte der übende Laue blass bleiben, andeuten, dass es über ihn eigentlich kaum etwas Besonderes zu erzählen gibt.

- **Sich zufriedengeben**

Immer diese Suche nach dem Besten – das coolste Hemd, die bestbezahlte Stelle, die repräsentativste Altbauwohnung. Dabei ist dieses *Suchen nach dem Optimum* oft gar nicht die einzige mögliche Strategie, um eine Entscheidung zu treffen – obwohl sich Perfektionisten erst einmal gar keine andere denken können. Der Laue allerdings schon. Den *Optimierern* stehen z. B. in der Forschung zur Entscheidungsfindung die *Sich-Zufriedengeber* („satisficers") als alternativ vorgehende Persönlichkeiten gegenüber (Pothast 1998). Denken Sie nur an die Suche nach einem Ferienhaus: Man müsste sich dabei nahezu unabsehbar viele Angebote ansehen und deren Vor- und Nachteile abwägen, um das wirklich beste zu finden. Oder die Berufswahl: Es macht wenig Sinn, sich auf den einen optimalen Beruf zu versteifen, weil das Finden desselben erhebliche Zeit dauern würde – ein Sichten und Ausprobieren wirklich restlos aller Berufsbilder. Der Laue hat die damit verbundene Einsicht längst tief verinnerlicht: Nur das Sich-Zufriedengeben unter Verzicht auf die optimale Lösung stellt eine *den Grenzen des Lebens angemessene Verhaltensweise* dar. Denn das Leben hat schließlich seine Grenzen, an Zeit, aber auch an Kraft und Energie.

Versuchen Sie bei dieser Übung im Alltag, kleinere Entscheidungen nach dem Modus des *Sich-Zufriedengebens* zu treffen – sichten sie nur ein paar Angebote und entscheiden nach nur ein paar Kriterien, selbst wenn ihr Ehrgeiz danach verlangt, alle Angebote restlos zu kennen und wirklich alle Kriterien zu berechnen. Wie geht es Ihnen damit am Ende des Tages?

Nebenbei bemerkt: Gerade in der aktuellen *Beschleunigungsgesellschaft* ist das *Sich-Zufriedengeben* eines Lauen fast schon pure Notwehr. Mitgelieferte Bedienungsanleitungen von neu angeschafften technischen Geräten signalisieren schon durch ihren üppigen Umfang, dass man sich ein Überangebot von Informationen einmal mehr nicht restlos gründlich, also optimal angeeignet hat. Und Ähnliches gilt für die großen Lebensentscheidungen, etwa die Studienwahl – Ratgeber fordern einen auch hier dazu auf, ein Unmaß an Informationen zu generieren, während sich Abiturienten oft nicht einmal über die eigenen Neigungen klar sind. Schließlich entscheidet man sich aus dem Bauch heraus, hat aber gleichzeitig ein latent schlechtes Gewissen, nicht gut informiert entschieden zu haben, also eigentlich unverantwortlich zu handeln. Überall ist die Optionenvielfalt explodiert und eine Entscheidung in diesen Bereichen wird zur „Quelle der unterschwelligen Dauerbeunruhigung" (Rosa 2013, S. 244): Versicherungen, Mobilfunktarife, Geldanlagen, Stromtarife, Altersvorsorgen. Übt man sich im Lauen, dann erwartet man eben diese Perfektion im Wissen, diesen restlosen Überblick im Umgang mit den Dingen, gar nicht mehr … ach, so ist es doch auch schon gut genug.

Das schlechte Gewissen angesichts der vielen Optionen

Literatur

Bibel (2001). 8. Aufl. Brockhaus, Wuppertal

Garnier P (2001) Über die Lauheit. Liebeskind, München

Guthmüller M (2012) Optimierung und Authentizität. Zu Psychopharmaka und autobiographischer Literatur in den USA und Frankreich (Lauren Slater, Marie Cardinal). In: Sieben A, Sabisch-Fechtelpeter K, Straub J (Hrsg) Menschen machen. Die hellen und die dunklen Seiten humanwissenschaftlicher Optimierungsprogramme. Transcript, Bielefeld, S. 383–408

Melville H (1984) Der Schreiber Bartleby. Edition Weitbrecht, Stuttgart

Montaigne M de (1998) Essais. Eichborn, Frankfurt a. M.

Pothast U (1998) Lebendige Vernünftigkeit. Suhrkamp, Frankfurt a. M.

Rosa H (2013) Weltbeziehung im Zeitalter der Beschleunigung. Suhrkamp, Berlin

Die Müßiggängerin

© Springer-Verlag GmbH Deutschland 2017
N. Spitzer, *Perfektionismus überwinden*,
DOI 10.1007/978-3-662-53186-0_12

Muße – die Quintessenz von
Faulheit, Zeitverschwendung
und Gelassenheit?

Faulheit, Zeitverschwendung, Gelassenheit – die *Muße* scheint auf den ersten Blick so etwas wie die Essenz einiger anderer Gegenentwürfe zum *flexiblen Perfektionismus* zu sein. Und wirklich zählt es zu den Voraussetzungen erfolgreichen *Müßiggangs*, faul zu sein, Zeit großzügig zu verschwenden und gelassen von eigenen Ambitionen und Zielen abrücken zu können. Die Müßiggängerin macht sich damit bewusst, dass sie jederzeit den Hausmeisterkittel des eigenen Strebens ablegen kann. Und das mit einem lässigen Selbstbewusstsein wie es der Schriftsteller Oscar Wilde einmal auf den Punkt gebracht hat: Handeln – das ist doch bloß eine Zuflucht für jene, die sonst keine Aufgabe haben (Hodgkinson 2013).

Hoffnung auf neue
Erlebnisspielräume

Aber Muße bedeutet mehr als taten- und ziellose Zeit: Sie ist das Gegenteil des Nützlichen und Tätigen … in der Hoffnung auf etwas anderes. Statt effektiv und zielgerichtet zu leben, versucht sich die *Müßiggängerin* mutwillig an Zerstreuung und Fahrlässigkeit, um sich neue Erlebnisspielräume zu ermöglichen. Müßiggang bedeutet in gewisser Weise, eine fast vegetative Existenz zu führen, in der Lage zu sein, sich einfach dem Licht zuzuwenden, wie es in diesem Augenblick scheint – ohne durch Ziele und Pläne auf etwas außerhalb fixiert zu werden. Die Müßiggängerin fällt schon beim Spazierengehen auf: Kein Ort wird wirklich tatkräftig erkundet und inklusive der Straßennamen und Bushaltestellen angeeignet, um sich sofort zurechtzufinden, sondern die Umgebung liefert nur zufällige Stichworte für die Fantasie (Dischner 2009). Müßiggang ist auf diese Weise ein köstliches und emsiges Nichtstun: Es wird dadurch emsig, dass sich die Müßiggängerin empfänglich zeigt, sich öffnet für mögliche Einfälle. Es ist eine grundsätzlich romantische Vorstellung und so geriet sie vor allem etwa ab 1850 im Rahmen der immer weiter aufkommenden Industrialisierung zusehends in Verruf. Der Philosoph Friedrich Nietzsche hatte schon kurz darauf diese Stimmung gegen den Müßiggang treffend eingefangen:

» Man schämt sich jetzt schon der Ruhe; das lange Nachsinnen macht beinahe Gewissensbisse. Man denkt mit der Uhr in der Hand, wie man zu Mittag isst, das Auge auf das *Börsenblatt* gerichtet, — man lebt, wie Einer, der fortwährend Etwas „versäumen könnte". „Lieber irgend Etwas thun, als Nichts" […] Und so giebt es nur selten Stunden der erlaubten Redlichkeit: in diesen aber ist man müde und möchte sich nicht nur „gehen lassen", sondern lang und breit und plump sich hinstrecken. […] Die Arbeit bekommt immer mehr alles gute Gewissen auf ihre Seite: der Hang zur Freude nennt sich bereits „Bedürfniss der Erholung" und fängt an, sich vor sich selber zu schämen. […] Ja, es könnte bald so weit kommen, dass man einem Hange zur vita contemplativa (das heisst zum Spazierengehen mit Gedanken und Freunden) nicht ohne Selbstverachtung und schlechtes Gewissen nachgäbe. (Nietzsche 2000, S. 216f.)

Müßiggang als verstecktes
Humankapital

Und erst recht muss man heutzutage genauer darauf achtgeben, wenn jemand von *Muße* redet, denn auch sie wird, genau wie die Gelassenheit, häufiger als ein Schmiermittel noch größerer Produktivität angepriesen: Die Legitimierung von Erschöpfungspausen dient oft nicht einer wirklichen Muße, sondern nur der Wiederherstellung der Arbeitskräfte. Betriebspsychologen, Ökonomen und Kulturmanager haben sich längst das einst von der Romantik gepriesene paradoxe Ideal des *schöpferischen Nichtstuns* angeeignet – es dient nun z. B. dazu, den Erfindungsgeist anzustacheln oder noch effizienter zu werden: Müßiggang schafft Humankapital. Hier hat sich das Ziel und der Zweck selbst in die Muße eingeschlichen. Gerade der *flexible Perfektionist* ist schnell ein besonders gewiefter Unternehmer seiner selbst, für den noch das Zweckfreie einen versteckten Vorteil haben soll: Muße oder Emotion, Spiel oder Gespräch.

12.1 Der Flaneur als ein Virtuose des Müßiggangs

Flanieren ... das klingt erst einmal ziemlich hochgestochen, angesichts der Tatsache, dass es kaum mehr ist als eine Art des Spazierengehens. Damals, im 19. Jahrhundert, war es eine Art schlafwandlerisches Umhergehen, zumeist in der Stadt, also gleich um die Ecke. Das *Flanieren* unterscheidet sich aber doch ein wenig von anderen Arten, loses Denken und Bewegung zu verbinden: Anders als das *Wandern*, das außerdem nicht in der Stadt, sondern in der Natur stattfindet, ist an ihm vor allem seine Ziellosigkeit wichtig. Wandern dagegen wird durch Absicht und Planung bestimmt: durch Proviant, Unterkunft und ein Ziel wie einen bestimmten Berggipfel. Auch das Terrain des *Spaziergängers* ist ein anderes: In Gärten oder Parks schlendert er umher, ursprünglich in den Alleen direkt außerhalb der Stadtmauern. Manches verbindet aber den Spaziergänger schon mit dem *Flaneur*: die Absichtslosigkeit, eine sorglose Unbefangenheit des Gemüts und die Neigung, Bekannten eher aus dem Weg zu gehen. Der Flaneur hat im Spaziergänger gewissermaßen seinen historischen Vorgänger.

Anfangs waren Flaneure Angehörige der *leisure class,* wohlhabende Nichtstuer und Pensionäre – mit Zeit, die sie nicht zum Arbeiten oder Konsumieren brauchten. Und so fiel auch ihre Teilnahme am Leben aus: distanziert, aber nicht uninteressiert, eine Teilnahme nicht aus Notwendigkeit, sondern aus ästhetischer Neugier. Die ersten Flaneure waren daher für den Soziologen Georg Simmel so etwas wie Vorboten einer allgemeinen modernen Anonymität in den sich ausbreitenden Großstädte: Sie waren relativ frei von staatlicher Kontrolle und das Fremdsein war für die Flaneure auch eine Quelle des Vergnügens. Durch die seit dem 19. Jahrhundert stark ausgeweitete Freizeit besitzt heute nahezu jeder die Möglichkeit, sich das Flanieren zu eigen zu machen. Der moderne Flaneur ist nicht mehr der Rentier, der nicht zu arbeiten braucht, sondern der Durchschnittsbürger, der durch Ausweitung der Urlaubszeiten und der Arbeitszeitverkürzung in den Genuss von Freizeit gekommen ist. Daher ist das Flanieren auch keine seltene Lebensform mehr, sondern ein Freizeitverhalten, das sich in jedem Einkaufszentrum betreiben lässt (Böhme 2016).

Flanieren, Wandern,
Spazierengehen

Das suspekte Flanieren

Das Flanieren in der Stadt ist aber eine durchaus anspruchsvolle Aufgabe geblieben: Vor allem sind die modernen Innenstädte natürlich eher für das Gegenteil eines zweckfreien Bummelns eingerichtet – sie sind durchfunktionalisiert für den zentralen Zweck des Konsums. Der Flaneur verliert schnell wieder etwas von seiner gerade erst gewonnenen Freiheit, die Dinge ziehen seine Blicke auf sich, sie ergreifen seine Aufmerksamkeit. Letztlich herrscht hier nur die Stadtdekoration, etwa indem man die Fußgängerzone als „Flaniermeile" rhetorisch auflädt. Zudem hebt gerade ihre absichtslose und langsame Bewegung die Müßiggängerin schnell aus ihrer Unauffälligkeit. Es macht sie ein wenig suspekt und verdächtig – ihr langsames Beobachten sorgt dafür, dass ihr schnell heimliche Absichten unterstellt werden. Der Schriftsteller Franz Hessel erzählt von misstrauischen Blicken, wenn er zwischen den Geschäftigen flaniert … und die Großstadtmädchen, die er lange anblickt, reagierten öfters ungehalten: „Sie merken, daß bei mir nichts ‚dahinter' steckt" (Hessel 1929, S. 23). Aber auch innerlich ist das Flanieren manchmal nicht leicht auszuhalten: Der Flaneur macht oft die unangenehme Erfahrung der Einsamkeit in der Menge. Er befindet sich schließlich in der Masse, um alles zu sehen, ohne gesehen zu werden. Durch die eigene Absichtslosigkeit wird dem Flaneur auch die eigene Identität, die sich oft aus den eigenen Zielen konstituiert, nicht mehr greifbar. Er schafft sich ein *leeres Ich,* dessen Identitätsdiffusion ebenfalls erst einmal ausgehalten werden muss.

12.2   Der Anti-Müßiggänger: Perfektionisten als Ziel- und Planfetischisten

Das Verführerische des Augenblicks

Der *Müßiggängerin* geht es also nicht darum, aus Zeiten der Muße etwas Geplantes zu gewinnen, sie treibt sich herum, gerade um sich an das andere zu verlieren. Denn die Bereitschaft für das Plötzliche und Durchkreuzende, für das *Verführerische des Augenblicks* fernab der eigenen Vorhaben, gehört für viele Philosophen zum Kern des Menschseins. Dieses Durchkreuzende bringen ein „Draußen" ins Spiel, ermöglicht dem Menschen überhaupt erst, nicht nur zu sich selbst zu kommen – sondern über sich hinaus. Aus der Perspektive der Müßiggängerin sticht am *flexiblen Perfektionisten* vor allem seine Ziel- und Planfixierung hervor: Alles ist bereits festgelegt, die Vorhaben klar, die Pläne zu ihrer Erreichung gemacht – nur bleibt unsicher, ob die *hohen Maßstäbe* und *ehrgeizigen Ansprüche* auch erfüllt werden können. Nichts darf schließlich bei derart wichtigen Unterfangen dem Zufall überlassen werden, oder? Aber wo ist hier die Möglichkeit zum unverhofft Neuen hin? Dazu dürften die Dinge am Wegrand nicht nur als Mittel zum bereits lange vorher festgelegten Zweck erscheinen, die tatkräftig angeeignet werden, sondern müssten mit einer absichtslosen Feinheit wahrgenommen werden, die ihnen eine Art Eigenleben zugesteht. Selbst *flexible Perfektionisten* lassen sich einfach viel zu wenig ablenken und erstarren schnell im bereits vorher Festgelegten, selbst wenn es die eigenen Ziele sind.

Ihre Beziehung zur Welt fällt durch eine gewisse Einseitigkeit auf: Die Welt ist Material, das im Dienst der eigenen Ziele bearbeitet werden muss, mal geht es leicht, dann wieder erscheint die Welt voll störrischen Widerstands. Es fehlt dem *Perfektionisten* das, was manchmal ein „vibrierender Draht zwischen uns und der Welt" (Rosa 2016, S. 24) genannt wird. Die Welt erscheint ihm nicht als Folge von verlockenden Möglichkeiten und Einflüsterungen, sondern als Serie ärgerlicher Störungen auf dem Weg zum Erfolg. Sie ist nur ein Objekt, dessen Widerstand überwunden werden muss. Dem Perfektionisten ist irgendwie die Vorstellung der Welt als eine Art von wechselseitigem Berührtwerden verloren gegangen – stattdessen ist sie wie ein Werkstück, dass bearbeitet werden muss.

Im Müßiggang einer resonanten, wohlwollenden Welt begegnen

12.3 Übungen im Müßiggehen

Alles und immer aus der tatkräftigen Verwirklichungsperspektive zu sehen, auch sich selbst verwirklichen zu müssen – hängt Ihnen das nicht oft wie vielen anderen Perfektionisten eigentlich zum Hals heraus? Will ein dem ewigen Aktionismus und Zielgerichtetsein überdrüssig gewordener flexibler Perfektionist diese pragmatische Weltbenutzung wieder in eine einfühlsamere Weltbeziehung verwandeln, dann sind *Übungen in Müßiggang* ein vielversprechender Weg. Die Übungen dienen dazu, nicht aktiv aneignend, sondern aufmerksam und beeinflussbar durch die Welt zu gehen.

▪ **Dösen**

Geht es Ihnen auch so mit diesen Leuten, die damit angeben, kaum schlafen zu müssen? Diese prahlerische Vitalität hat etwas unangenehm Herrisches und fast Brutales an sich – man bewundert sie vielleicht, aber doch auf eine distanzierte Weise. Ihre Gier, ihr Leben vollständig unter Kontrolle zu haben und restlos auszubeuten, ist immer auch ein wenig abstoßend, irgendwie unmenschlich.

Die *Übung im Dösen* ist genau auf das Gegenteil aus und besteht zu allererst darin, spät aufzustehen: Verlassen Sie das Bett an dem Tag erst, wenn Sie wirklich bereit dazu sind. Um zehn Uhr morgens wach liegen, während draußen wieder Ruhe einkehrt, nachdem die Arbeitenden jetzt an ihrem Schreibtisch sitzen: Was wird die talentierte Müßiggängerin zu dieser Zeit tun? Nichts natürlich … vielleicht lose nachdenken, vor sich hin träumen. Es gibt für eine solche Zeitverbringung viele Vorbilder, z. B. den Philosophen René Descartes: Er soll als junger Student bei den Jesuiten außerstande gewesen sein, morgens aufzustehen. Sie begossen ihn dafür eimerweise mit kaltem Wasser, aber er drehte sich um und schlief weiter. Später erhielt er wegen seiner ausgesprochenen Genialität sogar die Sondererlaubnis, spät aufzustehen. Sein berühmtes *cogito ergo sum* bedeutet also möglicherweise auch: „Ich liege denkend im Bett, also bin ich" (Hodgkinson 2013, S. 50).

Richten Sie sich also für diese Übungen bequem in genau diesem Zustand zwischen Schlafen und Wachen ein. Sorgen Sie dafür, nichts vorzuhaben und ungestört zu sein – und lassen Sie sich nun aufs Schönste gedanklich treiben. Bei den Freuden des Dösens wird besonders augenscheinlich, wie sehr Faulheit Voraussetzung des Müßiggangs ist. Dösen setzt voraus, dass die ganze so frucht- wie furchtbare Apparatur, welche die Kultur gegen den langen Schlaf aufgestellt hat, zuerst einmal außer Kraft gesetzt wird, die ganzen Wecker und Radios, die den langsam ausklingenden Schlaf mit Krach und guter Laune vertreiben wollen, um für ein sofortiges Aufstehen zu sorgen. Möglichst fröhlich soll gleich etwas Nützliches in Angriff genommen werden.

Auch ein Nickerchen am Tag eignet sich ausgezeichnet für eine Übung im Müßiggang. Bei Experimenten, bei denen es den Mitgliedern einer wissenschaftlichen Versuchsgruppe selbst überlassen wurde, wie sie ihren Schlaf einrichten wollten, bildeten viele nach etwa einer Woche neben dem üblichen Nachtschlaf täglich ein bis zu zweistündiges Nickerchen aus. Es scheint Teil des normalen menschlichen Schlafzyklus zu sein, statt des üblichen geschlossenen nächtlichen Industrieschlafs. Im Labor zeigt sich auch, dass der aktuelle Durchschnittserwachsene heute etwas weniger als sieben Stunden schläft – 1910 waren es noch neun Stunden. Dafür arbeiten zumindest die Amerikaner aktuell jährlich einen Monat länger als vor etwa 30 Jahren (ebd.). Lassen Sie sich also am Nachmittag guten Gewissens zwischen den Kissen einfach treiben, hängen sie ohne viel Absicht dem nach, was Ihnen Ihr Geist präsentiert. Oder sehen Sie sich ziellos, langsam, aber mit einem vagen Interesse um … an was bleiben Ihre Augen hängen? Fällt Ihnen etwas dazu ein? Irgendeine lose Erinnerung vielleicht? Etwas, das sich darauf reimt?

▪ Flanieren

Flanieren ist vor allem ein vom Zufall bestimmtes Gehen, ziel- und richtungslos. Mit seinem langsamen Gang und seiner Tendenz zur Herumtreiberei schafft der Flaneur um sich eine *Insel der Intentionslosigkeit* – und wartet geduldig auf Eindrücke. Er kann innehalten, um etwas näher zu betrachten, sich Neuem zuzuwenden, weiterzugehen. Nehmen Sie sich also für diese Übung ein paar Stunden, bevorzugt an einem schönen Tag, treten Sie einfach aus der Tür, treiben Sie sich auf diese langsame Weise in den Straßen herum und geben Sie sich dem Luxus frei schwebender Aufmerksamkeit hin, vielleicht so wie der Autor in Franz Hessels *Spazieren in Berlin* von 1929 – oder sagen wir es ohne alle Umschweife: Seien Sie dabei zerstreut und unachtsam. Die losen Beobachtungen des Gegenwärtigen verbinden sich mit persönlichen Erinnerungen:

Flanieren ist eine Art Lektüre der Straße, wobei Menschengesichter, Auslagen, Schaufenster, Caféterrassen, Bahnen, Autos, Bäume zu lauter gleichberechtigten Buchstaben werden, die zusammen Worte, Sätze und Seiten eines immer neuen Buches ergeben (Hessel 2012, S. 156).

Flanieren ist also eine *Unachtsamkeitsübung*: Die Müßiggängerin löst sich nicht nur von eigenen Vorhaben (Noch die Uhr zur Reparatur bringen auf dem Rückweg! Auf Briefkästen achten und die Post noch einwerfen!), sondern sieht nach Möglichkeit auch darüber hinweg, was die Sachen und Menschen an Aufforderungscharakter an sich haben (Setz' dich auf mich! Kauf mich! Rede mit mir!). Die Aufmerksamkeit der Flaneurin ist also das Gegenteil von Konzentration – sie sollte schwebend sein, nicht zielgerichtet: Sie ist die Bereitschaft, sich zerstreuen zu lassen. Und es braucht nicht einmal eine Stadt dazu, sondern kann sogar in Büchern stattfinden: Lesen Sie willkürlich ein paar Bücher der Reihe nach an … lassen Sie sich über die seltsamen und ganz zufälligen Verbindungen einfach treiben. Oder nutzen Sie ihr Recht als Leser, ganze Passagen zu überspringen, Sätze ganz gegen den Strich zu lesen.

Nun aber los! Nutzen Sie vielleicht eine lange Mittagspause, um sich treiben lassen, durch die Gegend zu trödeln. Gegen das Misstrauen, so ohne Absicht zu sein, ziehen sie sich am besten unauffällige Kleidung an – Flanieren ist kein Sehen-und-gesehen-werden. Machen Sie es wie die Müßiggängerin: In ihrer Fantasie versucht sie aus den Gesichtern der Passanten deren Beruf oder deren Charakter abzulesen. Vom Temperament ist eine Art „weltverdrossene Unbekümmertheit" (ebd., S. 147) die günstigste Stimmung. Die Flaneurin darf aber auch keiner romantischen Sentimentalität erliegen: Bei seinen Beobachtungen geht das Ich auf Distanz, gekennzeichnet durch fehlendes Pathos – bitte keine stillen Ausrufe („Oh!") und andere Ausdrücke des Ergriffenseins. Es ist ein sanfter Anarchismus, den sie mit der Müßiggängerin versuchen sollten zu verbreiten, eine heitere Ungebundenheit. Es hat viel von dem Rat aus einem Roman Hessels: „Genieße alles, besitze nichts" (ebd., S. 293).

Literatur

Böhme G (2016) Ästhetischer Kapitalismus. Suhrkamp, Berlin
Dischner G (2009) Wörterbuch des Müßiggängers. Edition Sirius, Bielefeld
Hessel F (2012) Spazierengehen in Berlin. Bloomsbury, Berlin
Hodgkinson T (2013) Anleitung zum Müßiggang. Insel, Berlin
Nietzsche F (2000) Die fröhliche Wissenschaft. Reclam, Stuttgart.
Rosa H (2016) Resonanz. Eine Soziologie der Weltbeziehung. Suhrkamp, Berlin

Zehn häufig gestellte Fragen zum Perfektionismus

© Springer-Verlag GmbH Deutschland 2017
N. Spitzer, *Perfektionismus überwinden*,
DOI 10.1007/978-3-662-53186-0_13

1.   Was ist Perfektionismus?

Streben nach Vollkommenheit

Perfektionismus gilt heute als ein neutrales Streben nach Vollkommenheit. Es ist ein besonderer Ehrgeiz, exzellente Leistungen erbringen zu wollen. Es ist, als hätten Perfektionisten für ihre besonders wichtigen Lebensbereiche ein athletisches Motto ausgerufen: höher, schneller, weiter – und möglichst fehlerlos. Die eigenen *Handlungen* werden in sehr vielen Lebensbereichen wie selbstverständlich als *Leistungen* verstanden: Und sie sollen möglichst den höchsten Maßstäben genügen.

Makellose Leistung

Perfektionisten, Menschen mit dieser Eigenschaft, streben in bestimmten Lebensbereichen, meist dem Beruf, nach der optimalen oder makellosen Leistung. Ihre innere Maxime ist „Besser werden!" Nach Perfektion zu streben, ist also eine persönliche Neigung, wie bei anderen Menschen, die ihren Lebensschwerpunkt auf Sicherheit oder Gesundheit, die Anerkennung durch andere oder Hilfsbereitschaft, Genuss oder Selbstverwirklichung gelegt haben. Manche Menschen streben danach nur in wenigen Lebensbereichen, andere wiederum machen daraus einen umfassenden *Way of Life* (▶ Kap. 1).

2.   Was macht Perfektionismus zu einer Belastung?

Dieses sehr ausgeprägte Leistungsstreben von Perfektionisten reicht allein noch nicht aus, um zur psychischen und körperlichen Belastung zu werden – das ist zumindest die heute gängige Meinung. Es müssen noch weitere Züge hinzukommen, um Perfektionismus zum Problem zu machen.

Starre Maßstäbe und erfolgsabhängiger Selbstwert

Von einem *klinischen Perfektionismu*s – manchmal auch einem negativen oder dysfunktionalen, unangemessenen Perfektionismus – spricht man, wenn die eigenen Maßstäbe nicht nur sehr ehrgeizig angelegt sind, sondern ihr Erreichen auch noch starr gefordert wird. Ein *klinischer Perfektionist* ist also jemand, der einfach nicht lockerlassen kann, seinen extrem hohen Ansprüchen nachzujagen, egal welche Folgen drohen. Zudem weist er noch einen *erfolgsabhängigen Selbstwert* auf – erfüllt er die hohen starren Ansprüche nicht, sieht er sich schnell als kompletten Versager an. Klinische Perfektionisten akzeptieren hartnäckig nicht weniger als ein vollkommenes, fehlerfreies Erfüllen ihrer Ansprüche und verfehlen sie ihre hohen Ambitionen, dann werten sie sich als Person komplett ab (▶ Kap. 1).

3.   Wie wird man eigentlich zum Perfektionisten?

Optimierungsgesellschaft und Exzellenzstreben

Woher kommen die hohen und starren Maßstäbe an sich selbst oder andere? Wie entsteht ein derart erfolgsabhängiger Selbstwert? Ein Aspekt sticht besonders ins Auge: die gesellschaftliche Erwünschtheit von Exzellenzstreben. Gegenwärtig ist man umgeben von Aufforderungen, sich immer weiter selbst zu verbessern, an jeder medialen Ecke bieten sich Vorbilder der Exzellenz und des gelungen Optimalen an, Stereotypen individueller Perfektion wie der quicke Manager, die smarte Akademikerin, der immer fidele Extremsportler, die von interessanten Projekten berstende Juniorprofessorin. Nicht umsonst wird die aktuelle Gesellschaft auch als *Optimierungsgesellschaft* oder *Upgradekultur* bezeichnet (▶ Kap. 2).

Erste Untersuchungen weisen auch darauf hin, dass möglicherweise manche Aspekte von Perfektionismus vererbt werden. Gibt es also vielleicht sogar *ein ererbtes perfektionistisches Temperament*? Erste Zwillingsstudien weisen dabei auf eine mittlere Erblichkeit von sehr hohen *persönlichen Maßstäben* hin, nicht aber auf eine genetische Weitergabe negativer Aspekte von Perfektionismus wie der intensiven *Sorge um Fehler* und den *Zweifeln an den eigenen Handlungen*.

Ist Perfektionismus erblich?

Zudem kann die Erziehung und das familiäre Umfeld Perfektionismus auf sehr verschiedene Weise fördern: Perfektionismus entwickelt sich z. B., wenn einem Kind die ausgleichenden elterlichen Richtlinien fehlen und es sich selbst sehr viel vornimmt. In diese Richtung weisen Fallstudien, die Perfektionismus nach elterlicher Vernachlässigung zeigen – Kinder setzen sich in diesen Fällen häufig selbst unkorrigiert hohe Erwartungen. Besonders einflussreich für späteren Perfektionismus ist wohl auch das eigene Perfektionsstreben der Eltern, vor allem das vom gleichgeschlechtlichen Elternteil. In einer sehr rauen familiären Atmosphäre kann Perfektionismus ebenfalls entstehen und dazu dienen, das Auftreten von Misshandlung oder Demütigung zu minimieren – keine Fehler, weniger Strafe. Ganz konträr kann aber wohl auch Überfürsorglichkeit zu einer besonders großen Sorge um Fehler und deren negative Konsequenzen bei Kindern beitragen und so in den Perfektionismus führen. Möglicherweise drückt sich diese Überfürsorglichkeit darin aus, dass die Eltern den Kindern vermitteln, immer nach möglichen Fehlern Ausschau zu halten, die überall lauern können.

Perfektionistisches Erziehen

Besondere Aufmerksamkeit hat zuletzt ein Erziehungsstil erhalten, der nicht umsonst als *perfektionistisches Erziehen* bezeichnet wird – eine Mischung aus Überbehüten, Mangel an Fürsorge, Kritik und dem elterlichen Druck, perfekt zu sein: Dieser Erziehungsstil scheint positiven wie negativen Perfektionismus zu verursachen.

4.   Ist Perfektionismus eine Krankheit?

Nein, *Perfektionismus* und *klinischer Perfektionismus* sind keine Krankheiten, sondern Eigenschaften, Persönlichkeitszüge oder Einstellungsmuster – aber gerade ein *negativer Perfektionismus* hängt eng mit einigen psychischen Störungen zusammen. Er gilt als eine Ursache beispielweise von Depressionen, Ess- und Zwangsstörungen und der sozialen Phobie. Aber auch für andere psychischen Probleme scheint Perfektionismus anfällig zu machen. Eine Untersuchung fand z. B., dass bei von Panikstörungen Betroffenen 49 % und bei von sozialer Phobie Betroffenen 77 % *erhöhte Perfektionismuswerte* aufwiesen (▶ Kap. 4).

Perfektionismus als Persönlichkeitsmerkmal, nicht als psychische Störung

5.   Gibt es nur eine einzige Art von Perfektionismus?

Eine ganze Reihe von *Formen des Perfektionismus* sind inzwischen in der Forschung beschrieben worden (▶ Kap. 3): Der *klinische Perfektionismus* ist z. B. meistens ein *Selbstwert-Perfektionismus* – das Scheitern an den eigenen starren und hohen Ansprüchen wird durch eine globale Selbstabwertung bestraft, bedingt durch den erfolgsabhängigen Selbstwert vieler Perfektionisten. Davon lässt sich aber ein

Die vielen Gesichter des Perfektionismus

Katastrophen-Perfektionismus unterscheiden. Als Konsequenz des Scheiterns an den eigenen hohen, starren Maßstäben kommt es hier nicht zu einer Selbstabwertung, sondern es wird das *Eintreten einer Katastrophe* befürchtet. Man findet ihn häufig im Zusammenhang mit zwanghaftem Verhalten.

Es lässt sich auch zwischen einem *primären und sekundären Perfektionismus* unterscheiden: *Primärer Perfektionismus* ist ein Streben nach dem Maximum mit eigenem Recht – das Streben nach Perfektion gilt hier als eine ganz normale Motivation von Menschen, hinter der sich nichts anderes versteckt. *Klinische Perfektionisten* sind solche primären Perfektionisten, die daher auch nicht unter einem grundsätzlichen Minderwertigkeitsgefühl leiden, sondern unter einem *sensiblen Selbstwert*, der mit den Zufällen von Erfolg und Misserfolg stark schwankt. Bei einem sekundären Perfektionismus steckt hinter den hohen perfektionistischen Maßstäben dagegen noch etwas anderes – z. B. ein quälendes Empfinden eigener Minderwertigkeit. Bei einem sekundären Perfektionismus dieser Art liegt ein *unbedingter negativer Selbstwert* vor: Egal wie viele Erfolge jemand einfährt, er ist doch im Grunde davon überzeugt, ein Versager zu sein – der Eindruck wird nur kurzzeitig überstrahlt von der Aura einer konkreten Höchstleistung.

Formen des Perfektionismus gewinnt man auch dann, wenn man überlegt von wem eigentlich die hohen Maßstäbe ausgehen und an wen sie sich richten: *Selbstgerichteter Perfektionismus* entspricht dann dem Fall, in dem eine Person nach perfektionistischen Maßstäben strebt, die sie sich selbst gesetzt hat – sie nimmt sich selbst große Dinge auf eine starre Weise vor, meist verbunden mit einer strengen Selbstbewertung. Manchmal wird daher auch von einem *selbstverurteilenden Perfektionismus* gesprochen. Beim *sozialen Perfektionismus* dagegen fühlen sich Personen zum Perfektionismus gedrängt, weil sie annehmen, andere haben extrem hohe Ansprüche an sie, die es zu erfüllen gilt. Es handelt sich um eine Art *angepassten Perfektionismus*. *Außengerichteter Perfektionismus* ist schließlich eine Art *vorwurfsvoller Perfektionismus*, bei dem die Betroffenen sehr viel von anderen Menschen erwarten – einzelne Personen, bestimmte Gruppen oder die ganze Welt sollen das an Maßstäben erfüllen, was der außengerichtete Perfektionist selbst für gut und richtig hält.

6. Führt Perfektionismus auf Dauer in jedem Fall zu einem Burnout?

Burnout und Stress bei Perfektionismus

Nein, aber *Perfektionisten* sind schon in einem besonderem Maße Stress ausgesetzt. Ständig damit beschäftigt zu sein, Perfektion in wichtigen Lebensbereichen nicht verfehlen zu dürfen, sorgt für eine chronisch hohe Stressanspannung und so klagen Perfektionisten auch häufiger über ihre körperliche Gesundheit – vor allem über Schlaflosigkeit, aber auch über Erschöpfung und allgemeine Anspannung.

Perfektionismus erhöht dabei auf mehrfache Weise den Stress: Erstens bauen Perfektionisten selbst mehr Stress auf durch ihre Tendenz, sich und andere beständig zu bewerten oder den Fokus eher auf negative

Aspekte ihrer Handlungen zu legen. Perfektionisten neigen auch vermehrt dazu, Ereignisse, die ihren gerade zu erreichenden Zielen in die Quere kommen, als Störungen zu deuten und so erleben sie mehr alltägliche Ärgernisse als andere Menschen. Zudem nehmen sie häufiger zukünftige Stressumstände bereits vorweg: Sie haben die Tendenz, Versagen oder Belastungen bereits weit im Voraus zu bedenken und dann emotional darauf so zu reagieren, als sei das Antizipierte bereits eingetroffen. Schließlich verlängern Perfektionisten ihr Stresserleben auch noch durch eher wenig produktive Bewältigungsstile: Vor allem grübeln sie sehr lang über bevorstehende Aufgaben oder zurückliegende Misserfolge. Kommen zu diesem hohen Stresserleben noch unglückliche äußere Umstände hinzu, ist das Risiko eines Burnouts durchaus gegeben.

7. Zu welchen Problemen kann Perfektionismus führen?

Was ihr Verhalten angeht, neigen *Perfektionisten* oft zu einem „boom and bust": Einerseits engagieren sie sich für ihre hohen starren Maßstäbe derart restlos, dass sie sich schnell überanstrengen und unnötig stark erschöpfen. Aber neben die Verausgabung bis zur Erschöpfung tritt noch etwas anderes: Aufgaben werden von Perfektionisten häufig lange Zeit vor sich her geschoben oder gar nicht erst angefangen – besonders typisch für Perfektionisten ist dabei das Prokrastinieren oder Aufschieben: Perfektionisten tun sich z. B. mit Entscheidungen schwer, bevor nicht wirklich alle Details geklärt sind; ebenso können Prüfungen aus diesen Gründen aufgeschoben und Arbeiten lange nicht abgegeben werden, weil sie einfach noch nicht „gut genug" erscheinen. So entstehen öfters der Druck, Dinge auf die letzte Minute zu erledigen, oder Folgeprobleme von über längere Zeit aufgeschobenen Aufgaben.

Prokrastinieren und Schamgefühle bei Perfektionismus

Emotional kommt es bei *klinischen Perfektionisten* häufig zu quälenden Schamgefühlen, weil sie durch ihre stark erfolgsabhängige Selbstbewertung dazu neigen, sich selbst bei Misserfolgen als am eigenen Ideal gescheitert anzusehen. Und weil Schamgefühle heutzutage selbst schon wieder ein eher peinliches Gefühl in der Nähe übertriebener sozialer Ängste sind, schämen sich Perfektionisten häufig gleich noch ein zweites Mal für ihr Schamgefühl (► Kap. 4).

8. Was kann ich gegen meinen Perfektionismus unternehmen?

Das hier vorgestellte Programm zur Selbsthilfe bei Perfektionismus legt den Schwerpunkt darauf, die zentralen Merkmale von *klinischem Perfektionismus* zu verändern – die innere Einstellung hoher und starrer Maßstäbe und Ansprüche und den damit verbundenen erfolgsabhängigen Selbstwert. Wie kann ich lernen, meine Ansprüche flexibler zu gestalten und meinen Selbstwert immuner gegenüber Misserfolgen zu machen? Wer ihm folgt, lernt, die eigene perfektionistische Grundeinstellung kritisch zu hinterfragen, eine neue flexiblere zu entwickeln und diese mit vielfältigen Übungen so zu vertiefen, dass sie auch „emotional ankommt" (► Kap. 8–12). Wie weit jeder Leser dabei gehen möchte, kann sie oder er völlig frei auswählen.

Maßstäbe flexibilisieren, Selbstwert immunisieren

Hilft Selbsthilfe bei
Perfektionismus?

Gerade bei Perfektionismus haben sich solche Ansätze zur Selbsthilfe als erfolgreich erwiesen, neigen Perfektionisten doch dazu, viele Dinge mit viel Engagement und Disziplin anzugehen – manchmal spricht man dabei verglichen mit einer Psychotherapie von „low-intensity interventions". Damit sind z. B. Selbsthilfegruppen, Ratgeberprogramme wie dieses oder eine Beratung via Internet gemeint. Perfektionisten eignen sich nicht zuletzt wegen ihres hohen Engagements besonders gut für solche Ansätze mit einer hohen Selbstverantwortung. So reduzierte ein Gruppenprogramm von nur acht Sitzungen, mit dem Ziel negativen in positiven Perfektionismus umzuwandeln, Perfektionismus bereits signifikant und auch ein internetbasiertes Informationsprogramm zum Perfektionismus brachte es auf signifikante Veränderungen. Es lohnt sich also bei Perfektionismus, eine Veränderung auf eigene Faust zu versuchen. Bei zusätzlichen psychischen Beschwerden wie starken Ängsten, Zwängen oder Depressionen sollte allerdings auch eine Psychotherapie in Betracht gezogen werden.

9.   Muss ich mein Leben komplett verändern?

Was so bleiben kann wie
immer, wenn man seinen
Perfektionismus überwinden
will

Natürlich nicht. Zum einen sind in den allermeisten Fällen von Perfektionismus nicht alle Lebensbereiche davon betroffen – und so bleiben die meisten Facetten des Lebens von einer Veränderung unberührt. Nur manchmal ist ein *klinischer Perfektionismus* zum kompletten Lebensstil eines Menschen geworden, bestimmt also quasi alle wichtigen Lebensbereiche – man spricht dann auch von einem *generalisierten Perfektionismus*. Meistens ist der betroffene Bereich aber die Arbeit: In Umfragen bestätigen Perfektionisten, dass vor allem ihre berufliche, schulische oder akademische Arbeit betroffen ist (▶ Kap. 1).

Und auch in den perfektionistischen Lebensbereichen verlangt die *Arbeit am eigenen Perfektionismus* keine komplette Veränderung des eigenen Lebensstils – es geht nicht darum, Perfektionisten eine völlig neue Lebensweise aufzunötigen, ein *Just be*, eine Pflicht zum Zurückschalten. Im Kern geht es darum, die hohen Ansprüche, den eigenen Ehrgeiz, durchaus beizubehalten, wenn dies gewünscht wird, aber sie nicht mehr mit der gleichen Starrheit zu verfolgen und dabei auch noch seinen ganzen Selbstwert aufs Spiel zu setzen (▶ Kap. 8).

Nur wer sich noch weiter mit diesem Ehrgeiz auseinandersetzen möchte, wem das Hamsterrad der eigenen sehr hohen Maßstäbe im Laufe der Lektüre fragwürdig geworden ist, der findet auch Möglichkeiten und Übungen, die eigenen ehrgeizigen Ansprüche, die starke eigene Leistungsorientierung, herauszufordern (▶ Kap. 9–12).

10.   Werde ich nicht abgehängt, wenn ich meinen Perfektionismus aufgebe?

Ohne Perfektionismus
erfolgreich sein

Viele Perfektionisten befürchten, wenn sie die Starre ihrer inneren Ansprüche und Maßstäbe, dieses anfeuernde *Muss,* aufgeben, ihren „Biss" zu verlieren. Peitscht mich nicht das allein wirklich nach vorn? Es gibt aber Hinweise, dass ein verbissener Perfektionismus Leistung, Produktivität und Erfolg gar nicht verbessert, sondern eher blockiert, sodass manche Autoren schon von der *Erfolgsbremse Perfektionismus* sprechen. Nichts hindert eine Person schließlich daran, auch wenn sie nur einen hohen Anspruch erfüllen *möchte,* es aber nicht *muss,* trotzdem ihr Bestes zu geben (▶ Kap. 8).

Betrachtet man aber einen verbissenen Perfektionismus nicht allein aus der *Perspektive der Leistungsfähigkeit,* sondern aus dem *Blickwinkel eines guten Lebens,* dann ist es vielleicht sogar sinnvoll, gelegentlich diesen „Biss" zu verlieren, um nicht zu vergessen, dass *gelassenes Genießen* und eine gewisse *kritische Distanz zum allgemeinen Exzellenzstreben* zumindest gelegentlich notwendig sind, um das eigene Leben nicht auf Leistung allein zu reduzieren (▶ Kap. 9–12).

Ohne Perfektionismus ein gutes Leben führen

Serviceteil

© Springer-Verlag GmbH Deutschland 2017
N. Spitzer, *Perfektionismus überwinden*,
DOI 10.1007/978-3-662-53186-0

Stichwortverzeichnis